U0216390

丛书总主编

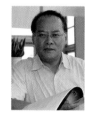

杨叔禹，医学博士，主任医师，教授，博士研究生导师。厦门大学附属第一医院名誉院长，厦门大学中西医结合中心主任。

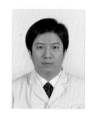

孙凤平，医学博士后，副主任医师，硕士研究生导师。河南省儿童医院东三街院区中医科主任，河南省中医药拔尖人才培养人才，师从全国名老中医杨叔禹教授。

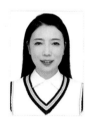

代春美，医学博士，教授，硕士研究生导师。锦州医科大学生命科学研究院副院长，辽宁省产业技术研究院中药标准化研究所所长。师从全国名老中医杨叔禹教授。中华中医药学会中成药分会副主任委员、中华中医药学会基层糖尿病防治专家指导委员会副主任。

本书主编

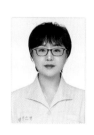

刘小溪，医学博士，博士后，主任医师，硕士研究生导师。辽宁中医药大学附属医院内分泌科副主任，师从全国名老中医杨叔禹教授。

国家中医药管理局全国名老中医药专家传承工作室建设项目资助

清宫御醫诊疗精華

丛书总主编：杨叔禹 孙凤平 代春美

御医张仲元研究

刘小溪 杨叔禹 主编

厦门大学出版社
国家一级出版社
全国百佳图书出版单位

图书在版编目（CIP）数据

御医张仲元研究 / 刘小溪，杨叔禹主编. -- 厦门：
厦门大学出版社，2024.6
（清宫御医诊疗精华 / 杨叔禹，孙凤平，代春美总
主编）
ISBN 978-7-5615-9337-0

Ⅰ．①御… Ⅱ．①刘… ②杨… Ⅲ．①中医学-临床
医学-经验-中国-清代 Ⅳ．①R249.49

中国国家版本馆CIP数据核字(2024)第065116号

责任编辑	李峰伟
美术编辑	蒋卓群
技术编辑	许克华

出版发行　厦门大学出版社

社　　　址	厦门市软件园二期望海路 39 号
邮政编码	361008
总　　　机	0592-2181111　0592-2181406(传真)
营销中心	0592-2184458　0592-2181365
网　　　址	http://www.xmupress.com
邮　　　箱	xmup@xmupress.com
印　　　刷	厦门集大印刷有限公司

开本	720 mm×1 020 mm　1/16
印张	14.75
插页	2
字数	182 千字
版次	2024 年 6 月第 1 版
印次	2024 年 6 月第 1 次印刷
定价	58.00 元

本书如有印装质量问题请直接寄承印厂调换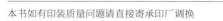

厦门大学出版社
微信二维码

厦门大学出版社
微博二维码

总　序

　　为什么对清太医院的脉案产生浓厚兴趣，并萌生对清宫御医的诊疗经验展开系统研究的想法？这完全缘自我的老师陈可冀院士《清宫医案研究》的影响。

　　首先，我们应当看到，太医院的御医一定是当时最优秀的医生群体之一，这仅从御医的选拔制度就可见一斑。

　　清太医院御医的选拔任用有非常严格的考核制度。在进入太医院之前，有的已是名传遐迩的一方名医，由封疆大吏举荐应诏进入；有的则出自名医门下，经严格考试考核录用。可以说，凡能进入太医院者，皆为一时之选，如张仲元、赵文魁等是太医院自己培养的御医，曾先后升任太医院院使；陈莲舫、力钧、马培之等，本为一方名医，应诏入宫为光绪帝、慈禧太后诊脉。可以说，太医院医家们是当时最优秀的医家群体。

　　尤为重要的是，御医的学问、学识及诊疗技术一定造诣深厚，疗效显著，必须有过硬的本领。临证疗效，是皇室选用和考核御医的主要依据。倘若疗效不彰，即便出身名师门下，或名震一方，仍会被弃而不用。帝、后服药后无效，甚至病情加重，参与诊疗的医家轻则受到斥责，重则被革职，并不鲜见。虽历来民间有"翰林院的文章、太医院的药方"之说，嘲讽御医用药平庸敷衍，不痛不痒，四平八稳；但当我们翻开清宫脉案，便不难发现，

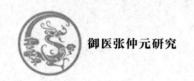

其实不然。太医院的医家们所用方药，皆是依据患者体质和病情而定施，诸如大承气汤、十枣汤、四逆汤、控涎丹等大寒大热、峻药猛剂，若病情需要，御医们用之也毫不手软。故御医临证用药，必须担当，即使不能达到"起死回生"之效，也必须让他人迅速看到效果，常常是一至两剂便可获效。高超的诊疗技术与卓越的疗效，是清太医院医家的"立足之本"。

翻开这些脉案，可以看到御医们医理学养之精微，处方用药之精思，确有很高的研究价值。从脉案可见，御医们理论根底扎实，临证标本兼顾，调治结合，理法方药，丝丝入扣，令人叹服。

需要特别强调的一点是，真实、可靠，是清太医院脉案的一大特点，也正是这批医学文献的真正价值所在！

历代医案，浩如烟海，佳作不少，亦不乏渲染、虚夸之文；但太医院的医疗文件则不然。皇室对御医诊脉、用药的审查、复核极为详细、严格。御医所拟之脉案、方药，先交由帝、后御览，有时候近亲自增减药味。而后方可配药、煎药。薛宝田《北行日记》载："草稿呈内务府、太医院与诸医，看后用黄笺折子楷书，进呈皇太后御览。所用之药，内务府大臣用黄签在本草书上标记。御览后，御药房配药。"药物的煎制须由太医院御医与太监在御药房相互监督，一同合药，两剂合为一剂，共煎。煎好后分为两杯，御医、太监先尝其中一杯，确保安全后方能进呈帝王、后妃等患者服用。所配药品须照御览原方，药名、品味、分量均需详明，否则将以"大不敬"论罪。可见，清太医院医案是重要的医疗文件，内容不允许虚浮，更不可能篡改，疗效不可以拔高夸大，只能严格"写实"，不敢有任何"修饰""润色"或错误。所以这批脉案是真实可靠的，有极高的研究价值。

我在阅读这些脉案时，一直在思索：如何从更好的路径去学习和研究这些琳琅满目的珍贵医案呢？如何能将这些医家的诊疗精华展示于世呢？

从 2012 年开始，在陈可冀先生的指导下，我和孙凤平博士等一起，查阅了大量的清太医院医家相关文献，经过长期酝酿，确定以医家为纲、以医案为目的研究思路。这样既可以挖掘不同医家的辨证思路和处方用药特点，也有利于观察不同患者的疾病特点。2015 年，《清太医院医家研究》面世，首次将每位医家的诊疗特色各自呈现于世。

继《清太医院医家研究》之后，我们团队，包含河南省儿童医院孙凤平博士、锦州医科大学代春美教授等专家，就在谋划如何挖掘清太医院众多医家各自独特的学术思想，以备陆续出版"清宫御医诊疗精华"系列丛书。目前，刘小溪博士和孙新宇博士先后完成了对张仲元和姚宝生脉案的整理与系统分析，挖掘了以上两位御医的诊疗特色与学术思想，并分别成书——《御医张仲元研究》和《御医姚宝生研究》。代春美博士专项申请了清宫医家研究课题，并推出清宫医案研究专题片。

在清太医院医家中，张仲元、姚宝生是清朝末年具有代表性的医家，也是为慈禧太后、光绪帝、宣统帝等诊疗的主要御医，从脉案中可以看到他们高超的诊疗技术。

张仲元先生是光绪、宣统年间御医，曾任太医院院使，为"花翎五品顶戴，兼上药房值宿供奉官"，是清末最重要、最著名的御医之一，也是为皇室患者诊疗最多的御医。其参与了为光绪帝、慈禧太后、宣统帝、隆裕皇太后、珍妃、恭亲王奕䜣等多位皇室患者请脉。观其脉案，可知张仲元处方用药具有方平量轻、药味精简、注重调理等诸多特点。每次诊病用药，张仲元总能根据病邪性质与患者体质灵活选方用药，值得后人学习。

姚宝生先生是光绪年间御医，据《光绪朝实录·卷五百六十一》载，光绪帝于光绪三十二年（1906 年）手谕："以圣躬大安，赏

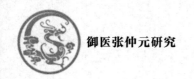

工部尚书陆润庠蟒袍大缎,商部主事力钧、太医院院判姚宝生食四品禄,张仲元花翎。"可知其曾任太医院院判。姚宝生所参与诊疗的数百则脉案中,为慈禧太后请脉就达 400 余则。如此被慈禧太后"倚重",其医术可见一斑。

今后,我们还将继续整理、研究更多的清太医院医家的诊疗经验,陆续为广大读者呈现更多的清宫御医的诊疗精华!

杨叔禹

2023 年 7 月

序

　　清宫医案研究是自 20 世纪 80 年代开始的一项研究工作。陆续出版了《清宫医案集成》《清宫药引精华》《清宫代茶饮精华》《清宫外治医方精华》等图书，在国内外产生了一定的影响，对临床和中医药研究发挥了一定的作用。

　　杨叔禹博士痴迷于清太医院脉案研究 30 余年，带领团队进行了持续性的挖掘研究，并在临床上结合清宫医案的经验，如一日多方、代茶饮发挥了一定作用，取得较好疗效。他从医家诊疗特色角度入手，在清宫医案研究方面，走出一条新的路径，于 2015 年出版了《清太医院医家研究》，在学界影响很大！

　　杨叔禹博士带领团队选取清太医院著名医家，如张仲元、姚宝生等进行系统研究，归集了医家们的脉案，逐一进行分析，剖析医理，提炼精华，验之于临床，对继承与挖掘清代著名医家的学术经验，提高临床医师的诊疗水平与疗效，大有裨益！

　　希望杨叔禹博士能够继续在清太医院医家研究方面做出更多的贡献，继承与发扬清代杰出医家的诊疗精华，让更多的医者、患者受益。

陈可冀

中国科学院资深院士，国学大师

2023 年 9 月于北京

前　言

　　研究清宫医案，对汲取和传承古代医家临床经验有着重要的意义和价值。

　　我的老师杨叔禹教授在陈可冀先生《清宫医案研究》的影响和启发之下，几年来，带领团队对清太医院御医，这个清代优秀的医家群体及其医案进行持续研究。2015 年，杨叔禹老师主编的《清太医院医家研究》面世，首次以清宫各位医家为研究主体，将每位医家的诊疗特色呈现于世。

　　继《清太医院医家研究》之后，杨叔禹老师开始着手筹划如何进一步挖掘清太医院众多医家各自独特的学术思想，以备陆续出版"清宫御医诊疗精华"系列丛书。我有幸参与其事，承担御医张仲元的研究工作。

　　张仲元先生是光绪、宣统年间御医，曾任太医院院使，是清末最重要、最负盛名的御医之一，也是为皇室患者诊疗次数最多的御医。其参与了为光绪帝、慈禧太后、宣统帝、隆裕皇太后、珍妃、恭亲王奕䜣等多位皇室患者请脉。仔细阅读张仲元的脉案，可知其处方用药方平量轻、药味精简。察色按脉之际，张仲元尤其注重辨析病邪性质与患者体质，选方用药丝丝入扣，值得后人揣摩。

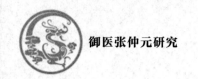

　　张仲元,字午樵,河北乐亭人,生于同治二年(1863年),卒于民国二十八年(1939年)。其幼年因家境贫寒而废读辍学,跟随父亲张祥云学医。他聪颖好学,博览医书,潜心研习,医术日臻精良,尤其精通内、外两科。他于青年时期考入太医院,于光绪十二年至二十四年(1886—1898年)任太医院医士,光绪二十四年至二十六年(1898—1900年)升至御医,光绪二十五年(1899年)兼任首领厅事。光绪二十六年(1900年)庚子事变后,张仲元与庄守和等奉旨西行随驾,其间回乡丁忧。光绪二十八年(1902年)春季返回太医院,降至八品吏目兼首领厅事。同年秋季复任御医兼首领厅事。光绪二十九年(1903年),张仲元被授以正堂职,光绪三十年(1904年)九月复升至右院判,十一月升左院判。光绪三十二年(1906年)食四品俸,光绪三十四年(1908年)冬,值光绪帝、慈禧太后病重期间擢升太医院院使,兼上药房值宿供奉官。不久,光绪帝、慈禧太后驾崩,按惯例,张仲元被革职,戴罪效力。宣统登基后,旋即恢复原职。1912年,隆裕下诏退位,按《清室优待条例》,太医院保留,张仲元继续为宣统帝、隆裕太后等人请脉。1919年12月,张仲元擢升花翎三品顶戴,督办清察管理太医院事务大臣,秩在院使之上。1924年,宣统帝被逐出紫禁城,张仲元亦随即归退,闲居寓所"如不及斋",于1939年逝世。

　　在现存清宫医案中,张仲元是为皇室患者诊疗次数最多的御医。正是因为慈禧太后、光绪帝医案较多、保存较为完整。医案前后连接,记载翔实,为本次研究提供了较好的原始素材。张仲元所参与诊疗的1000多则医案中,仅慈禧太后请脉者就多达600余则。张仲元除为慈禧太后请脉外,《清宫医案研究》记载其还为光绪帝、李莲英总管、佛佑夫人、恭亲王、瑾妃、珍妃、隆裕皇太后、顺承郡王福晋、垣大奶奶、九格格、四格格、王和平总管、崔玉贵总管等人诊治,可见其医术之高明。

从这些脉案中可以窥见,张仲元治疗外感病,以辛散透表为主,有时寒温并用;对内伤杂症,重视脾胃的调养;喜用代茶饮,调治兼施;对咳嗽、眩晕、胁痛、小便频数、腿膝疼痛、肺胀气喘、两肋抽搐,筋惕肉瞤、暑热内扰、胃痞等多种病证有独特治疗特点及良好疗效。

由于水平有限,时间仓促,书中疏误之处,敬祈读者斧正。

最后,衷心感谢我的老师杨叔禹教授给予的教诲和指导。同时,在本书的整理与撰写过程中,得到师兄孙凤平博士、师姐代春美教授、师姐孙新宇教授、师弟张智海主治医师、师弟李振硕士等的鼎力支持,深表感谢!

刘小溪

2024 年 2 月

目 录

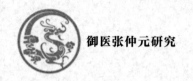

第一章　诊疗经验精华

　　张仲元,字午樵,河北乐亭人,生于同治二年(1863 年),卒于民国二十八年(1939 年),光绪、宣统年间御医。张仲元官至太医院院使,是清末最重要、最著名的御医之一,也是为皇室患者诊疗次数最多的御医,这得因于慈禧太后、光绪帝医案较多、保存较为完整。

　　张仲元幼年因家境贫寒而废读辍学,跟随父亲张祥云行医于京城。其刻苦努力,博览医书,随着年龄的增长,医术亦逐渐提高,尤其精通于内、外两科,并于青年时期考入太医院。因当时太医院名医云集,加之宫廷、太医院等级制度森严,张仲元初入太医院数年,医技未得发挥。一次慈禧太后患左臂不能屈伸之证,数位御医医治数日后,症状仍未好转,张仲元始有机会为慈禧请脉,应手霍然而愈,从此名声大噪,亦因此得以越级升迁。其于光绪十二年至二十四年(1886—1898 年)任太医院医士,光绪二十四年至二十六年(1898—1900 年)升至御医,光绪二十五年(1899 年)兼任首领厅事。光绪二十六年(1900 年)庚子事变后,张仲元与庄守和等奉旨西行随驾,其间回乡丁忧。光绪二十八年(1902 年)春季返回太医院,降至八品吏目兼首领厅事,同年秋季复任御医兼首领厅事。光绪二十九年(1903 年),张仲元

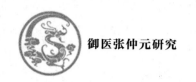

被授以正堂职,光绪三十年(1904年)九月复升至右院判,十一月升左院判,花翎二品顶戴。光绪三十二年(1906年)食四品俸,光绪三十四年(1908年)冬,值光绪帝、慈禧太后病重期间擢升太医院院使,花翎五品顶戴,兼上药房值宿供奉官。不久,光绪帝、慈禧太后驾崩,按惯例,张仲元被革职,戴罪效力。宣统登基后,旋即恢复原职。

根据《清史稿·职官志》记载,张仲元于宣统元年(1909年)曾上疏皇帝,认为当时太医院院使、院判品级与简派至刑部、军队的医官官阶仿佛,体制不宜,请求变通太医院旧制,提高太医院的地位,"院使、院判秩不过五六品,与民政部医官、军医司长品级相等,而职任轻重悬殊。至升迁一途,由六年会考,入院肄业,考补恩粮升至御医,必历二十余年之久。若民政、陆军各医官但能明通医学,即可补用,较太医院按次递升难易可知。现当厘定官制之际,不于此时预为之计,恐日后重要差务无人供奉……所有太医院院使一缺,较秩论资,应固一体。唯应升作三品或升作四品之处……至院判以下各官应按长官品级之崇卑,以定属僚递升之次序"。张仲元等人的奏折获得了恩准,清廷采纳了张仲元的建议,将太医院各级医官品级擢升一级,张仲元亦因此而改加花翎四品顶戴。1912年,隆裕下诏退位,按《清室优待条例》,太医院保留,张仲元继续为宣统帝、隆裕皇太后等人请脉。1919年12月,张仲元擢升花翎三品顶戴,督办清察管理太医院事务大臣,秩在院使之上。1924年,宣统帝被逐出紫禁城,张仲元亦随即归退,闲居寓所"如不及斋",于1939年逝世。

张仲元还是一位积极推动清朝医学教育改革,主张培养中西医结合人才的太医院院使。清朝末年,随着西方传教士的渗透和现代医学的广泛传入,越来越多的中医学者认识到了现代医药的临床价值及优越性,主张加以学习、借鉴和利用。光绪三十四年(1908年),张仲元经内务府大臣奏请太医院医学堂,建议培养既懂中医又懂西医的医学通才,以供职于内廷。其计划招收医学生120人,分两个班,每班60人。其中一班为中等班,以中医为主课,学制5年;另一班为高等预科班,以洋文西医为主课,5年后升入本科,再读3年为高等毕业,毕业后均照学部奏定给予资格认定。此奏折还对中等班、预科班、高等班的具体课程设置做了粗略的设想,并得到了重病中的光绪帝的批准。但因当时清朝内忧外患,政局不稳,加之财政困难,统治者无暇顾及医学教育问题,只办了中医班,西医预科班未能设立。张仲元爱国情怀深切,庚子赔款时在《京话日报》呼吁全民捐款以解国难,他首先认捐白银二百两,先捐一百两,剩下一百两于第二年俸禄发放后捐出。

从御医张仲元诊疗脉案中也可窥见晚清宫廷的尖锐矛盾和权力争夺,如张仲元为珍妃治疗杖责伤,珍妃因支持光绪帝变法而为慈禧太后所不容,故维新变法失败后被杖责。此事虽在正史中无记载,但从清宫医案中可见一斑:张仲元是时以普通御医身份参与珍妃的诊疗,脉案中频频出现"抽搐气闭,牙关紧闭""人事不醒,周身筋脉颤动"等字眼。有资料显示,光绪帝死因是砒霜中毒,当为慈禧下毒而死,但并非太医所为。因为太医开药、抓药、煎药都有严密的流程,此过程涉及诸多人员并不适合从此入手。另慈禧有旨,未得她的许可,任何人都不得擅自为光绪诊治。启功在《启功口述历史》中提到自己曾祖父溥良曾看见一太监奉慈禧之命给光绪帝送去一碗酸奶,光绪帝不久便死了,由此推断,酸奶中或有砒霜。

张仲元供职于太医院期间参与了为光绪帝、慈禧太后、宣统帝、隆裕皇太后、珍妃、恭亲王奕䜣、总管李莲英、顺承郡王福晋

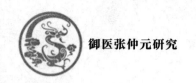
等多位皇室患者请脉。观其脉案,可知张仲元处方用药,具有方平量轻、药味精简、注重调理等诸多特点。其诊疗光绪帝、慈禧太后、李莲英 3 位患者的脉案保存完整,既有外感疾病,又有内伤杂病,且内伤杂病居多。由于晚清距今历史较近,光绪帝、慈禧太后、总管李莲英 3 人脉案较全,时间及太医诊治脉络清晰记载,能够很好地诠释张仲元的临证诊疗特点。比如晚清宫廷内忧外患,国事繁杂,发病多由忧思伤脾、烦劳伤肝、中焦疏泄失职而致。内伤疾病,张仲元根据疾病性质的不同,患者体质的差异,结合脏腑间生克制化特点和病理传变规律,灵活采用脏腑辨证,临证多以肝肾脾胃论治,临床多以"调肝脾,畅疏泄"为法,肝脾同治,肝胃同调,调治肝肾等,具有鲜明的组方用药特点。如其诊疗慈禧太后诸疾,擅从肝脾胃论治,治肝之羚羊角、生地、白芍、桑叶、菊花、香附、郁金,健脾和胃之四君子汤、二陈汤、焦三仙、枳壳、竹茹等,均为常用药物。这与慈禧太后情志不遂、肝气郁结、年迈体弱、正气亏虚,日久形成土木失和、郁而化热、湿热蕴结之证相符。光绪帝复杂、缠绵之病情,既因其禀赋不足、素体虚弱,又与其政治失意、情志抑郁有关。张仲元等御医为之请脉,化繁为简,多以补肾培元、健脾和中、疏肝柔肝等法调治肝脾肾三脏。概括起来,张仲元临证诊疗,具有以下几大特点。

第一节　方药轻平,功效和缓

药量轻微、性味平和、功效和缓是清太医院医家处方用药的一大特点,张仲元临证处方亦不例外。大寒大热、功效峻猛之剂多被称为"虎狼之药",皇室帝后审查方药时责令御医慎用甚至弃用。从张仲元请脉医案可以看出,其方药用量,少至几分,二至三分者有之;多至三钱、四钱,药量超过五钱者甚少,滋补之品药量亦如此,如人参常用剂量为最小剂量用至二分、三分。辛辣、苦寒、峻猛之品,多避而不用。若需用之,或药量较轻;或经过炮制,以制性存用;或制成丸剂、散剂、膏剂等成药,以缓其效;或以代茶饮等缓慢调理,力求性味平和、药效稳妥。即便遇有急病、重证,御医们亦常投用功效平和之剂。

一、醒脾化湿之剂,量小味轻

【医案】

(光绪三十二年)五月十八日,张仲元、姚宝生请得皇太后脉息左关沉弦,右寸关缓滑。肝胃欠和,脾元化湿不畅。今谨拟醒脾化湿之法调理。

云茯苓三钱　生于术八分　藿梗三分　扁豆三钱炒紫厚朴八分炙　车前子二钱包煎　广砂八分研　泽泻八分盐水炒

引用薏米三钱。

【按语】该脉案为张仲元采用醒脾化湿之法调治皇太后肝胃不和、脾失运化之证。全方一派健脾助运、祛湿化浊之品,用量最大的健脾渗湿之云茯苓、薏苡仁;化湿醒脾之白扁豆,仅为三钱;芳香避秽、化湿醒脾之藿梗,仅用三分。张仲元用药量轻性平、功效缓和的特点,可见一斑。

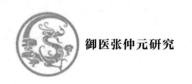

二、调胃承气汤疗胃肠结热,量小且中病即止

【医案1】

(光绪三十四年)四月初七日,张仲元、戴家瑜请得皇太后脉息左关沉弦,右寸关滑而有力。气道欠调,胃肠结热,食后嘈杂,咽干口燥。谨拟调胃承气汤调理。

酒军一钱五分　元明粉一钱　甘草八分

引用荸荠五个去皮研。

【医案2】

(光绪三十四年)四月初八日酉刻,张仲元、戴家瑜请得皇太后脉息左关沉弦,右寸关滑而有力。肝胃欠和,食后嘈杂,消化较慢。谨拟和中滋胃之法调理。

黄精二钱研　麦冬二钱去心　地骨皮二钱　瓜蒌三钱研　谷芽三钱炒　灯心二子

引用荸荠三个切片。

【按语】医案1疗皇太后胃肠热结之证,以调胃承气汤攻积泄热治其标,药量远远小于《伤寒论》原方剂量。医案2虽皇太后仍有中焦留热,然调胃承气汤中病即止,易为黄精、麦冬、瓜蒌等平和之品养阴润肠、调和肝胃。

第二节　紧扣病机,组方精练

　　张仲元用药亦简,汤剂药味九至十味者居多,代茶饮方多者七至八味,少则二三味者亦有之。张仲元诊疗脉案中有较多调理内容,或强调节劳静养、修身养性,以使精神内守、脏腑安和;或采用代茶饮、丸剂、膏剂等成药,顺应时令,预防时邪;或以药、食结合,调理脾胃、补肾健脾、补益气血,扶正祛邪;或进食补益、调理之剂,美容养颜、强身健体、延年益寿;等等。张仲元为慈禧太后、光绪帝等患者拟有较多功效具有预防保健的成药。仅《慈禧光绪医方选议》中所收录的美容养颜、预防保健类成药中,张氏参与拟定者近 40 张,如具有美容养颜功效的令发不落方、正容膏,具有延年益寿作用的集灵膏、五味子膏、启脾益寿膏、明目延龄膏、菊花延龄膏等。通过服用成药长期调理,可达美容养颜、强身健体,甚至延年益寿之效。张仲元在疾病后期、正虚邪恋之时,拟有诸多丸剂、散剂、膏剂等成药,缓慢调理脏腑,助邪去正复。如疗慈禧太后筋脉不舒、手指肩臂疼痛的祛风和脉利湿化痰膏、祛风活络贴,疗慈禧太后目皮颊旁时作眴动的神效活络丹、牵正丸,疗光绪帝耳鸣头晕、腰胯作痛的葆真固本丸,以及疗外感暑湿的金衣祛暑丸,疗阴虚咳嗽的加味二冬膏,调和脏腑的调肝和胃膏、和肝润肺膏、除湿化痰膏、养阴化湿利节丸、益肾固精丸、化痰清化丸、化痰清眩丸等,都是张仲元在疾病后期,根据病证不同,施用成药调理机体之实例。张仲元还为光绪帝、慈禧太后、李莲英等患者拟有诸如除湿代茶饮、和解清胃代茶饮、

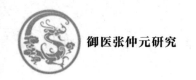

清胃利湿代茶饮、三仙代茶饮、清热化湿代茶饮、缓中代茶饮、和胃代茶饮等较多代茶饮方,既能调治较轻病证,又可强身健体、预防疾病。

【医案1】

(光绪三十三年)六月二十五日申刻,张仲元、姚宝生谨拟老佛爷清热理气代茶饮。

银花三钱　霜桑叶三钱　莲心一钱　炒枳壳一钱五分
橘红一钱五分老树　鲜荷梗一尺　竹茹三钱　益元散三钱煎

水煎温服。

【按语】以上医案中张仲元紧扣热邪上扰、肺气不利的病机,多以代茶饮方式改善老佛爷症状,组方精妙。金银花味甘,性寒,入肺、胃、心、脾经,本品质体轻扬,气味芳香,既能清气分之热,又能解血分之毒,且在清热之中又有轻微宣散之功。同时,金银花的清热解毒之力颇强,又能凉血而解毒热。诚如《本草正》云:"金银花,善于化毒,故治痈疽、肿毒、疮癣、杨梅、风湿诸毒,诚为要药。毒未成者能散,毒已成者能溃,但其性缓,用须倍加,或用酒煮服,或捣汁掺酒顿服,或研烂伴酒厚敷。"《本经逢原》亦曰:"金银花,解毒去脓,泻中有补,痈疽溃后之圣药。"橘红味苦、辛,性温,本品性较燥烈,长于燥湿化痰,亦能理气健脾,还有发表之意。竹茹味甘,性微寒,入肺、胃、胆经,本品味甘而淡,气寒而滑,既能清肺燥、清化痰热、清热除烦,又能清胃热、止呕吐。桑叶味苦、甘,性寒,入肺、肝经,本品质轻气寒,轻清发散,既能疏散在表之风热,又能清泄肺热、滋肺燥、止咳嗽,还能散风热、清肝热,且可以凉血止血、乌须黑发。莲子心味苦,性寒,归

心、肾经,具有清心安神、交通心肾、涩精止血之功。炒枳壳、鲜荷梗味微苦,性平,入肝、脾、胃经,可以清暑、宽中理气。益元散为滑石、甘草、朱砂三味药,具有清暑利湿作用。

张仲元运用清暑利湿药物配合金银花、桑叶、莲子心清热宣散,橘红燥湿化痰。代茶饮的方式使药力缓和而持久,适用于病证较轻、疾病后期调治或调理体质,慈禧太后用后效果显著。

【医案2】
(光绪三十三年)二月十九日,庄守和、张仲元谨拟皇太后增液代茶饮。
中生地四钱　麦冬三钱　元参三钱
水煎代茶。

【按语】生地味甘微苦而性寒,有清热凉血、滋阴补肾、生津止渴之功。元参滋阴润燥,降火解毒,本品苦咸质润而寒,能壮肾水以制浮游之火,具清上彻下之功,为滋阴降火要药,且有润燥除烦、软坚解毒之效。元参和生地均有清热凉血、养阴生津的作用,然生地功偏凉血止血,元参功长凉血解毒,二药同入血分,相须配用后使清热凉血、养阴生津之力倍增,既可用于血热实证,又可用于阴虚证。麦冬润肺清心,养胃生津,本品甘寒质润,能养阴生津润燥,苦寒能清热,入肺、心、胃三经,能清养肺胃之阴,生津润燥,且可清心而除烦。

张仲元以增液代茶饮,重点养护皇太后胃肾之阴,起到生津止渴之效。药味较少,效果良佳。

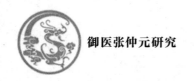

【医案3】

(光绪三十四年)十月二十一日,张仲元、戴家瑜谨拟皇太后滋胃代茶饮。

绿豆一两研　西瓜皮四两去青皮　香蕉四个去皮

水煎代茶。

【按语】绿豆味甘,性寒,归心、肝、胃三经,有清热、消暑、利水、解毒之功。西瓜皮味甘,性凉,无毒,入脾、胃二经,有清暑解热、止渴、利小便之用。香蕉味甘、涩,性寒,有清热解毒、利尿消肿、安胎之功。

张仲元运用食疗代茶饮的方式,运用绿豆、西瓜皮、香蕉等清热滋胃利水,味道平和甘甜,疗效确切。

第三节　辛散透表,寒温并用

张仲元治疗外感,善于寒温并用,解表兼能透散。外感风寒者,多以荆芥、防风、羌活、紫苏、藿香等辛温解表为主,辅以辛凉透表之品;外感风热者,多以桑叶、菊花、金银花、连翘、薄荷等解表清热为主,辅以辛温疏散之品;外感暑邪者,多以香薷、藿香等解表化湿,辅以金银花、连翘、荆芥、防风等解表透邪。解表之品寒温并用,既能佐制方药的寒温偏性,使整体性味趋于平和,又可防辛温助热或辛寒凉遏。外感较轻者,方药味少量轻,或以代茶饮、成药调理;外感较重者,味多量大。兼证方面,肺胃郁热者,佐用黄芩、竹叶、麦冬等清热养阴;饮湿内停者,佐用半夏、陈皮、茯苓、扁豆等祛湿化饮;内蓄湿热者,佐用泽泻、猪苓、瞿麦等清热祛湿。若患者体质较弱,张氏还多兼顾调理后天脾胃,扶正以助祛邪。

【医案1】

(光绪二十八年)八月二十九日,张仲元请得老佛爷脉息左关弦数,右寸沉缓,关部滑数。肝胃有热,感受风凉,以致咳嗽声重,身肢微觉酸疼。今用清解风热之法调理。

荆芥二钱　防风三钱　建曲三钱炒　枳壳二钱炒　酒芩三钱　羚羊(角)一钱　陈皮一钱　甘草一钱

引用苏梗一钱。

【医案2】

(光绪二十八年)八月三十日,张仲元请得老佛爷脉息左关弦数,右寸关沉滑而数,风凉见解,惟肝胃滞热尚盛,肺气欠调,时作咳嗽,胁间微疼,口中无味,身肢酸倦。今用和解清热之法调理。

苏梗八分　建曲三钱　青皮一钱五分炒　枳壳二钱炒酒芩二钱　竹茹三钱　甘草八分

引用焦(山)楂三钱。

【按语】以上医案为外感风凉尚解,内有肝胃滞热尚盛,出现时作咳嗽、胁间微疼、口中无味、身肢酸倦等症,张仲元则用辛凉解表之法,应用苏梗、青皮、枳壳行气宽中,配以黄芩、竹茹清热,建曲、甘草、焦山楂和补中焦。张仲元注重清解之中,调补脾胃,寒温并用,脾肺同调,肺热清,脾湿消,诸症皆除。

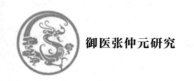

【医案3】

（光绪三十三年）九月初八日，张仲元请得老佛爷脉息左关弦数，右寸关滑数有力。肝肺气道不调，胃蓄滞热，膈间不爽，时作咳嗽，眠食尚好。今用调气清热饮调理。

川郁金三钱研　瓜蒌三钱　炒枳壳二钱　代赭石三钱煅　生杭芍四钱　焦栀子三钱　旋覆花三钱包煎

引用桑叶二钱。

【按语】此日，老佛爷咳嗽，身酸疼，膈间不爽，张仲元运用清解风热治法，寒温并用，桑叶清解风热，栀子清肝热，杭芍养阴柔肝，郁金、枳壳理气疏肝，配代赭石平肝降逆，肝脾气机调和，则气顺热消。

【医案4】

（光绪三十三年）十月十七日酉刻，张仲元、姚宝生请得老佛爷脉息右寸关滑数，左寸关浮弦而数。胃蓄饮热，外感风寒，以致恶寒发热，头痛口干，身肢酸痛，有时呕吐痰饮。今议用清解化饮之法调理。

防风一钱五分　荆芥一钱五分　薄荷八分　桑皮叶各一钱五分　牛蒡二钱炒研　橘红一钱老树　厚朴一钱五分炙　槟榔二钱炒　酒芩三钱　甘菊二钱　竹茹二钱　甘草一钱

引用蔓荆子一钱研。

【按语】此日老佛爷出现外感证，身痛头痛，张仲元以清解风热，调肝和脾治疗，标本兼治，防风、荆芥辛温解表，配薄荷疏散风热，桑白皮、黄芩、菊花清肺肝之热，牛蒡清肺利咽，蔓荆子清利头目。全方寒温并用，解表化饮。

第四节　善调脾胃,治病求本

张仲元重视调补脾胃,临证善以四君子汤、二陈汤、参苓白术散化裁。此得因于慈禧太后、李莲英等患者脾胃素虚、饮湿内蓄、中焦失调。如疗李莲英湿热内蓄、舌底生疮一案,张仲元等御医先投以清热祛湿之剂,舌疮略减轻后,转以健脾祛湿为主,辅以清热之品。此即张氏重视调治脾胃之实例。脾虚失运则水谷不化,精微失于输布,下行而为泻。张仲元疗脾虚湿蕴泄泻,常以益气健脾之四君子汤、健脾渗湿之参苓白术散、化痰祛湿通剂二陈汤化裁。同时,其还根据兼证的不同,灵活加减用药:脾胃不和者,增焦三仙、鸡内金等消食和胃;兼有湿热者,增灯心草、通草、泽泻等清热利湿;气郁化热者,增桑叶、菊花、香附等凉肝疏肝、和胃化滞。张仲元治疗李莲英小便频数一案,依据后者脾虚胃弱,水液运化失司之根本,治疗始终均以参苓白术散化裁,以健脾祛湿,佐以补肾固摄。张仲元治疗李莲英脾虚湿蕴,湿邪扰肺之咳嗽,仍治以参苓白术散化裁健脾祛湿,或增紫菀、款冬、枇杷叶等化痰止咳,既疗生湿之源,又标本兼治。疗慈禧太后、李莲英等患者饮食不香、消化较慢之证,其先后辨证为脾胃虚弱、胃气不和、肝脾不调等诸多证型,分别采用健脾和胃、益气健脾、甘温益气、调和肝脾等不同治法及方药。

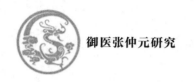

【医案1】

(光绪三十二年)四月初六日,张仲元请得老佛爷脉息左寸关弦数,右寸关沉滑。肝阴有热,脾气郁遏,以致谷食不香,头目眩晕。今用清肝畅脾之法调理。

细生地四钱　生杭芍三钱　黄连炭八分研　橘红一钱五分老树　于术炭三钱　云茯苓四钱　焦曲三钱　泽泻二钱　莱菔子炭一钱五分研　生甘草一钱

引用荷梗一尺。

本方加荸荠七个切片,灯心一子,芦根一把。

【医案2】

(光绪三十二年)四月二十一日,张仲元请得老佛爷脉息左关弦而稍数,右寸关滑缓。脾元不畅,膀胱气浊,湿热下注。今用调脾化湿之法调理。

赤苓四钱　生于术二钱　泽泻二钱　草澥[薢]三钱　乌药一钱五分　淮山药三钱炒　山萸三钱　怀牛膝二钱

引用甘草稍[梢]一钱。

本日,照原方减山萸,加车前子三钱包煎、瞿麦三钱、扁蓄二钱。

【按语】张仲元治疗老佛爷脾虚湿热下注膀胱之证,予调脾化湿法。方中茯苓、白术利水健脾,泽泻、草薢利湿化浊,乌药行气,山药、山茱萸、牛膝补益下焦,助膀胱气化。全方顾护脾胃,使湿去病安。

【医案3】

（光绪三十二年）四月二十五日，张仲元、姚宝生请得老佛爷脉息左关弦而稍数，右寸关沉滑。湿热见轻，脾元未畅。今议用理气化湿之法调理。

云茯苓四钱　人参一钱研　生于术一钱五分　泽泻一钱五分　石莲肉三钱研　瞿麦三钱　海金沙三钱　当归三钱　淮[怀]牛膝二钱　草瀣[薢]三钱　朱麦冬三钱　草梢三钱

引用竹叶一钱、知母二钱。

【按语】近日老佛爷诸症减轻，仍有脾虚之证，张仲元以健脾化湿法，予四君子方健脾益气，加用莲肉增加健脾之功，泽泻、瞿麦、海金沙、草薢利湿，竹叶清热利尿。全方以健脾为主，佐以利水清热。

第五节　代茶饮方，调治兼施

代茶饮是张仲元治病调理的一大特点，脉案中存有较多代茶饮方，小方精要，量轻随调。张仲元为光绪帝、慈禧太后、李莲英等患者拟有诸如除湿代茶饮、和解清胃代茶饮、清胃利湿代茶饮、三仙代茶饮、清热化湿代茶饮、缓中代茶饮、和胃代茶饮等较多代茶饮方，既能调治较轻病证，又可强身健体、治疗预防疾病。

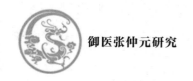

【医案1】

（光绪三十一年）二月十九日，老佛爷：

焦三仙各二钱，竹茹三钱，桑叶二钱，青果十五个。水煎代茶。

【按语】 焦三仙及其加味，是老佛爷常用方，善消食健胃，其效确切。神曲辛而不甚散，甘而不壅，温而不燥，为行气调中、消食开胃之佳品，适用于食积气滞、谷食不化、腹胀腹泻等。山楂善消食化积，破气消瘀，破泄之力较强，本品能醒脾开胃，促进饮食，更长于消肉积，止泻痢，且入肝经血分，散瘀血，化结消胀。二药同用，相须配对，可增强消食除积、破滞除满之力。麦芽健胃消食，疏肝回乳，本品是经大麦发芽而成，以消散为主，能升发脾胃之气而消化食积，更长于消化米面、诸果食积，常用于脾胃虚弱、食积不化、脘痞腹胀、不欲饮食。山楂和麦芽二药合用，既能消肉食油腻之积，又能化麦面之积滞。

张仲元运用焦三仙和胃化食，加用桑叶轻清之品，清上焦之热，竹茹清心除烦，顺降胃气。

【医案2】

（光绪三十八年）六月十四日，全顺、张仲元请得皇太后脉息左关见弦，右寸关沉滑稍数。肝胃湿热，熏蒸上焦，肺气欠调，以致有时咳嗽，顿引膈间觉滞，谷食欠香，身肢酸倦。今议用调中清热代茶饮一贴调理。

川郁金一钱五分研　桑叶三钱　枇杷叶三钱炙　羚羊（角）一钱　金石斛三钱　焦三仙六钱

水煎温服。

十六日照原方减羚羊（角）加陈皮一钱。

【按语】郁金味辛、苦,性微寒,入心、肺、肝、胆经,本品体轻气窜,其气先上行而微下达,入气分以行气解郁,达于血分以凉血破瘀,故为疏肝解郁、行气消胀、祛瘀止痛的要药。桑叶疏散风热,清肺止咳,平肝明目,本品轻清发散,甘寒清润,既能疏解肺卫风热,宣散燥气,又能清肝胆气分之火,以利头目。枇杷叶味苦,性平,入肺、胃经,本品蜜炙,能清肺润燥、化痰止咳、下气平喘;生用,可清胃热、降胃气、止呕逆。羚羊角味咸,性寒,归肝、心经,具有平肝熄风、清肝明目、散血解毒之功。石斛味甘、淡,性微寒,入肺、胃、肾经,既能养胃阴、生津液、清虚热、止烦呕,又能涩元气、强腰膝、坚筋骨,且功擅养胃阴。

张仲元治疗皇太后肝胃湿热,肺气欠调,运用郁金疏肝解郁,桑叶清解肺肝,枇杷叶清肺胃之热,少许羚羊角清肝热,同时不忘顾护脾胃,运用石斛养胃之阴,焦三仙培补脾胃之本。

第六节 临终救治,惯用生脉

张仲元是负责光绪帝、慈禧太后、隆裕皇后临终诊疗的主要御医。光绪三十四年(1908年)十月,慈禧病情逐渐加重,临终前主要由张仲元与戴家瑜为其诊脉,临终前多次使用生脉饮方加减救治,甚或生脉饮代茶饮以作安慰。光绪帝病情逐渐加重后,也是张仲元主持请脉和太医会诊。光绪帝病情迅速恶化,御医们施法救治无效后,临终前以张仲元为首的御医们仍施以生脉饮等方药。这也表明,具有阴阳双补、补气滋阴功效的生脉

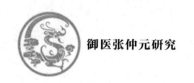

饮,是临终救治的必备方药。1913年,隆裕临终前由张仲元和佟文斌为其诊脉,脉案记载:"皇太后脉息左寸关浮散,尺部如丝。症势垂危,痰壅愈盛,再勉拟生脉化痰之法以冀万一。"在隆裕的生脉饮加入西洋参、麦冬、五味子、橘红、竹沥等,意增方药补气养阴、化痰醒神之功效,但从"勉拟"一词也可看出御医们采用生脉饮治疗临终之人,亦是有心无力之举。

【医案】

　　(光绪三十四年)十月二十二日,张仲元、戴家瑜请得太皇太后脉息欲绝,气短痰壅,势将脱败,急以生脉饮尽力调理,以尽血忱。

　　人参一钱五分　　五味子一钱五分　　麦冬三钱

　　水煎灌服。

　　十月二十二日,张仲元、戴家瑜请得太皇太后六脉已绝,于未正三刻升遐。

　　【按语】该医案可知生脉饮乃当年急救要方,本方由复脉汤(炙甘草汤)中之参、麦,加五味子而成。人参甘温,大补肺气为君,麦冬润肺滋水清心泻热为臣,五味子酸温敛肺,收耗散之气为佐。气流则脉复,故称生脉。太皇太后年老久病,此时该方自亦不济。

　　光绪三十四年(1908年)前半年,宫中对慈禧太后医疗仍侧重调肝理脾和胃治法,温病学家多喜用轻淡之品,如玫瑰花、梅花、枇杷叶、荷梗、竹茹、鲜芦根、白茅根、鲜石斛、合欢皮、灯心、鸭梨、银花、连翘、焦三仙、佩兰、扁豆花、玉竹、厚朴花等。古方之以四君加白蔻、灯心、羚羊角调中和胃清肝;丹栀逍遥之和肝调中。经方之调胃承气升清降浊;五苓散加减之治肝胃欠和而有饮滞;加味白虎汤及竹叶石膏汤之清肺胃燥热;小半夏加茯苓汤及芍药甘草汤之和肝胃、消宿饮;文蛤散之治消渴;真武汤之治大肠有寒、脾不化水,辨证立法用方,颇为全面。

第二章　医案赏析

第一节　外　感

一、诊疗特色探微

(一)寒温并用,方药平和

张仲元治疗外感疾病,多以解表药物寒温并用,既可起到解表透散邪气之效果,又可结合宫廷患者的体质特点,有效避免辛温解表药物的温燥伤津或辛凉解表药物的凉遏制伤阳气的弊端。此外,从张仲元医案可以看出,辛温解表峻剂麻黄汤、麻黄桂枝各半汤,辛凉解表代表方剂银翘散,都没有单独出现过。这表明,张仲元临证处方尤其重视性味平和、功效缓和,这和他的诊疗对象及其体质特点相符合。

外感风凉(风寒)者,多治以荆、防、羌、苏、藿香等辛温解表为主,辅以辛凉透表之品;外感风热者,多以桑、菊、银、翘、薄荷等解表清热为主,辅以辛温疏散之品;外感暑邪者,多以香薷、藿香等解表化湿,辅以银、翘、荆、防等解表透邪。解表之品寒温并用,既能佐制方药的寒温偏性,使整体性味趋于平和,又可防辛温助热或辛寒凉遏。张氏临证还根据外感的轻重、兼证的不同、患者体质的差异,灵活选方用药。外感较轻者,方药味少量轻,或以代茶饮、成药调理;外感较重者,味多量大。兼证方面,肺胃郁热者,佐用黄芩、竹叶、麦冬等清热养阴;饮湿内停者,佐用半夏、陈皮、茯苓、扁豆等祛湿化饮;内蓄湿热者,佐用泽泻、猪苓、瞿麦等清热祛湿;等等。若患者体质较弱,还多兼顾调理后天脾胃,扶正以助祛邪。

(二)通调阳明,燮理气机

肺与大肠相表里。《灵枢·经脉》载:"肺手太阴之脉,起于中焦,下络大肠""大肠,手阳明之脉……上出于柱骨之会上,下入缺盆,络肺,下膈,属大肠"。生理上,肺的宣肃功能和大肠的和降相辅相成,肺宣发肃降,有助于帮助大肠传化糟粕、排便,反之亦然。病理上,外感邪气侵袭肺系,肺失宣肃,可影响到阳明大肠之气的和降和传化糟粕,出现便秘、腹胀等。反之,若素体阳明热盛,燥结于内,肺的宣肃功能亦可受累,外感时更亦出现宣肃失常。

光绪三十年(1904年)正月初三日开始,张仲元为慈禧太后请脉的几次脉案,便是治疗外感肺失宣肃时兼顾治疗阳明大肠的典型案例。慈禧太后素肺肠郁热,新感风凉,出现声音不爽、鼻流清涕等,张仲元等为其诊疗时,以治病求本,以桑叶、黄芩、知母、贝母等清泻肺热,以陈皮、郁金等宣肃肺气,以焦三仙、枳

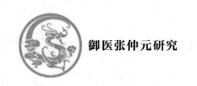

壳和降胃肠,以芦根、蝉蜕等疏风散邪。如此则肺气得宣,阳明得降,滞热得清,外邪得解,疾病自除。

(三)表里同治,标本兼顾

由于清宫患者多有肝郁脾虚之证,外感时既有新感外疾病,又有素病,故治疗时多表里同治,标本兼顾。张仲元在治疗表证兼内热时,疏散解表同时兼顾清肝热,化痰涎,调气机,重视整体治疗而非单纯解表。表证化热入里,解表之外,张仲元还善用清肺热之黄芩,配以清肝热之桑、羚羊角、菊花,降肺胃之气之竹茹,理脾行气宽中之枳壳,用方轻盈,量小而精,随证加减,疗效颇佳。同时在治疗表证后期,或调理肝脾时,运用代茶饮表里同治,标本兼顾。

(四)疾病后期,扶正祛邪

张仲元在疾病后期,除了应用驱邪之法,同时顾护肝脾,脾为后天之本,气血之源,包括老佛爷等人许多外感疾病多伴随肝脾不和之体质,治疗以解表辛散为主,后期调和肝脾为要;出现暑热内扰等证,先期治疗多清暑除热,后期以顾护脾胃、调肝祛湿为主,驱邪不忘扶正,内调以肝脾为主,五脏同调。

二、医案举隅

(一)清解化湿代茶饮,疗慈禧太后外感风凉、湿热内蕴轻证

【医案】

(光绪二十八年)六月初十日,酉刻,全顺、张仲元请得

老佛爷脉息左关见弦,人迎稍浮,右寸关滑数。肺胃蕴热,蓄有湿滞,稍感风凉,以致头微疼,口渴思饮,身肢酸倦,有时恶寒,手心发热,大关防欠调。今议用清解化湿代茶饮调理。

荆芥三钱　藿香一钱五分　猪苓三钱　泽泻三钱　焦三仙六钱　扁豆三钱炒　陈皮一钱五分　厚朴一钱五分炙
水煎温服。

【按语】该医案中老佛爷外感风凉、湿热内蕴之证较轻,加之其年迈,脾胃素虚,故治以代茶饮解表清热、祛湿和中,缓慢调理。方中荆芥、藿香解表散邪,藿香、扁豆芳香化湿,猪苓、泽泻清利湿热,陈皮、厚朴行气祛湿,焦三仙健脾和胃。

(二)清解化饮之法,疗慈禧太后外感风寒、胃蓄饮热

【医案】

(光绪三十三年)十月十七日酉刻,张仲元、姚宝生请得老佛爷脉息右寸关滑数,左寸关浮弦而数。胃蓄饮热,外感风寒,以致恶寒发热,头痛口干,身肢酸痛,有时呕吐痰饮。今议用清解化饮之法调理。

防风一钱五分　荆芥一钱五分　薄荷八分　桑皮叶各一钱五分　牛蒡二钱炒研　橘红一钱老树　厚朴一钱五分炙　槟榔二钱炒　酒芩三钱　甘菊二钱　竹茹二钱　甘草一钱
引用蔓荆子一钱研。

【按语】该医案中老佛爷外感风寒、饮热内蕴之证较重,故解表散寒、清热祛饮、和中之品药味较多,量亦偏大。方中荆、防、

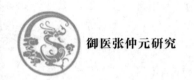

薄、蒡、蔓荆子寒温并用,解表散邪;黄芩清热祛湿,甘菊清热养阴,兼透邪外出;竹茹清热化痰,和胃降逆;桑白皮、槟榔下气利水,橘皮理气化痰,厚朴和中下气,甘草调和诸药。

(三)清解暑热之法,疗隆裕皇后外感暑邪、胃蓄湿热

【医案】

(光绪三十四年)五月二十四日,张仲元请得皇后脉息左寸关浮数,右寸关滑数。胃蓄湿热,感受暑邪。以致头晕口渴,恶寒发热,皮肤作痒,出有疙瘩,时觉恶心。今用清解暑热之法调理。

藿香二钱　荆芥三钱　白芷二钱　大腹皮三钱　广皮二钱　连翘三钱　丹皮三钱　炒枳壳三钱　蝉蜕三钱　银花三钱　甘草一钱

引用菊花三钱。

巳初十分煎药,巳初二刻十分进药。

【按语】该医案中治疗隆裕皇后外感暑邪,方以藿香解表化湿,荆、芷、蝉蜕辛温解表、疏风止痒,银、翘、菊花辛凉透表。因隆裕皇后素有胃蓄湿热,故佐用大腹皮行气利水,陈皮理气健脾,枳壳行气和中,丹皮清热散瘀,甘草清热兼调和诸药。

(四)清肺利音兼化滞热之法,疗慈禧太后寒火郁肺、大肠滞热

【医案1】

(光绪三十年)正月初四日,庄守和、张仲元、姚宝生请得老佛爷脉息左关弦数,右寸关滑数。肺火未清,大肠滞热尚有未净,声音较昨清爽,有时鼻流清涕。今议用清肺利音

兼化滞热之法调理。

> 川郁金二钱研　元参三钱　桔梗三钱　川贝母三钱研　霜桑叶三钱　黄芩二钱炒　知母二钱　蝉衣二钱　焦三仙各二钱　橘红一钱老树　枳壳一钱五分炒　生甘草八分
> 引用鲜芦根二支切碎。

【按语】该医案中老佛爷素有"寒火郁肺、大肠滞热"，新感风凉轻证。方中元参、知母清肺热、养肺阴；桔梗、川贝、桑叶、黄芩清热散滞，化痰止咳；郁金、橘红梳理肺气；焦三仙、枳壳和降开阳明；蝉蜕、芦根疏风透表，甘草清滞热，调和诸药。

【医案2】

（光绪三十年）正月初五日，庄守和、张仲元、姚宝生请得老佛爷脉息左关弦数，右寸关滑数。声音见好，惟肺胃热未清，肠中气道不和。今议用清热调气之法调理。

> 川郁金二钱研　酒芩二钱　霜桑叶三钱　川贝母三钱研　橘红一钱老树　蝉衣一钱五分　焦槟榔三钱　厚朴一钱五分制　炒枳壳一钱五分　焦曲三钱　青竹茹二钱　生甘草八分
> 引用鲜芦根二支切碎。

【医案3】

（光绪三十年）正月初六日，庄守和、张仲元、姚宝生请得老佛爷脉息左关弦数渐平，右寸关滑而稍数。声音已清，肠胃气道亦调，惟肺胃余热未清。今议用清肺和胃饮调理。

> 细生地三钱　川贝母二钱研　霜桑叶三钱　橘红一钱老树　炒枳壳一钱五分　焦曲二钱　金石斛三钱　甘草八分
> 引用鲜芦根二支切碎。

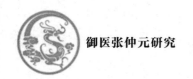

【按语】以上两则医案中老佛爷诸多症状都已缓解,仍有余热未清,张仲元调整处方,去苦寒之黄芩,用平和之桑叶清上焦肺热,轻清上行,川贝、橘红少许化痰清肺,运用生地、石斛养阴清热,枳壳、焦曲调和脾胃气机。张仲元在疾病后期多注意顾护脾胃功能,如治疗本病始终在清热养阴药中,不忘调补中焦,一畅中焦之气机,二养中焦之阴液,三补中焦之脾土。中焦稳固,土化生金,则上焦肺燥热疾得以安康痊愈。

(五)外感兼肺胃蕴热,表里同调

【医案】

(光绪三十三年)十月二十七日,张仲元、姚宝生请得老佛爷脉息左关沉弦,右寸关滑而稍数。精神清爽,谷食渐香,惟肺胃气道尚滞,饮热未清。今议用理气清热化饮之法调理。

川贝母三钱研　橘红一钱五分老树　前胡一钱五分
杏仁三钱炒研　款冬花三钱　白前二钱　枳壳一钱五分炒
法夏一钱五分研　酒芩二钱　谷芽三钱炒　神曲三钱炒
甘草一钱

引用佛手柑八分。

【按语】该医案中老佛爷胃肺饮热未清,张仲元治以和中、化饮、理气、清热、养阴为法,以黄芩清热,川贝、款冬、橘红、白前止咳化痰,枳壳、佛手理气消滞,神曲、谷芽消食和胃。标本兼顾,表里同调。

（六）肝胃不和外感，祛邪扶正并重

【医案1】

二月二十五日，张仲元请得老佛爷脉息左寸关浮弦而数，右寸关滑数。胃阳蓄热，感受风凉，以致头晕微疼，恶寒发热，时作咳嗽，顿引咽嗌干疼，身肢酸软。今用清解风热之法调理。

炒牛蒡三钱　薄荷八分　荆芥三钱　桑叶三钱　炒枳壳三钱　菊花三钱　酒芩二钱　苦梗三钱　金银花三钱　羚羊(角)半钱　元参四钱　甘草一钱

引用鲜青果七个研、芦根二支切碎。

【医案2】

二月二十六日，张仲元请得老佛爷脉息左寸关浮弦而数，右寸关滑数。表感渐解，惟胃阳饮热尚盛，肺气郁遏，以致头晕微疼，烦躁发热，时作咳嗽，顿引咽嗌干疼，身肢酸痛。今用清解风热之法调理。

炒牛蒡三钱　荆芥二钱　苏梗二钱　炒杏仁三钱　炒枳壳三钱　酒芩三钱　前胡三钱　霜桑叶三钱　金银花三钱　羚羊(角)二钱　元参四钱　生甘草一钱

引用甘菊三钱、鲜芦根二支切碎。

照原方减杏仁，加金石斛三钱、青果七个研。

【按语】以上两则医案为外感风凉较重，伴内有肝胃之热，出现咳嗽声重，身肢微觉酸疼，张仲元应用清解之法，以荆芥、牛蒡等辛味药解表，配以羚羊角、黄芩清里热；芦根、元参清热养阴，使外感之邪去，内滞之热清，所伤之阴养，清解之法得，诸症皆除。慈禧太后平素肝脾不调，张仲元在治疗外感病中不忘顾护

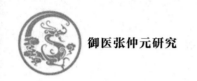

体质,肝胃同调,内外兼治,扶正祛邪。

（七）湿滞外寒,代茶饮表里同治

【医案】

（光绪二十八年）六月初十日,酉刻,全顺、张仲元请得老佛爷脉息左关见弦,人迎稍浮,右寸关滑数。肺胃蕴热,蓄有湿滞,稍感风凉,以致头微疼,口渴思饮,身肢酸倦,有时恶寒,手心发热,大关防欠调。今议用清解化湿代茶饮调理。

荆芥三钱　藿香一钱五分　猪苓三钱　泽泻三钱　焦三仙六钱　扁豆三钱炒　陈皮一钱五分　厚朴一钱五分炙

水煎温服。

【按语】张仲元喜用代茶饮调理,宫中代茶饮祛邪而不伤正。方中藿香、陈皮健脾燥湿,泽泻、厚朴利水渗湿,荆芥发散风寒,扁豆、焦三仙培补脾胃,共奏清解化湿之法,运用代茶饮之方使得药力平和持久,缓和祛邪扶正之效。

荆芥味辛,性温,芳香而散,气味轻扬,性温而不燥,以辛为用,以散为攻,偏于发散上焦风寒。藿香味辛,性微温,气味芳香,为解暑上品,善治暑湿为患、胸闷不舒、倦怠乏力等症;又能醒脾和胃,开胃进食,和中止呕,用于治疗湿阻脾胃、胸脘胀满、胃纳不佳等症。陈皮苦辛而温,入脾、肺经,味辛则散结气,苦温则散寒燥湿,滞气行则脾胃自健,寒湿去则痰涎自消,故为理气健脾、燥湿化痰之要药。猪苓甘淡渗泄,功专利水渗湿。泽泻利水渗湿泻热。厚朴行气化湿,温中止痛,降逆平喘。扁豆甘温和缓,补脾和胃而不滞腻,消暑化湿而不燥烈,为和中健脾、清暑化湿、利尿止泻之品。

(八)疾病后期,膏方扶正序贯治疗

【医案】

　　(光绪三十年)五月初六日亥刻,张仲元、姚宝生谨拟老佛爷调中清热化湿膏。

　　云茯苓六钱研　　广皮三钱　　生于术三钱　　酒连二钱研　　酒芩三钱　　泽泻四钱　　炒枳壳三钱　　香附四钱炙　　生杭芍六钱　　建曲三钱　　次生地六钱　　木香二钱研　　霜桑叶四钱　　甘草二钱

　　共以水煎透,去渣,再熬,浓汁少兑炼蜜为膏,每服一匙,白开水送服。

【按语】本方运用茯苓、陈皮、白术、泽泻、甘草健脾祛湿。茯苓既能利水渗湿,又能补脾益心,具有性质平和、补而不峻、利而不猛,既能扶正,又能祛邪的特点;泽泻性寒,具有利水渗湿泄热之功,善于泻肾经之相火,利膀胱之湿热。二药配伍,泽泻配茯苓,利水而无伤脾气;茯苓得泽泻,利水除湿之力倍增。白术健脾升清阳,泽泻利水降浊阴。二药相须为用,攻中寓补,补中寓攻,升清降浊,利水除湿,共奏健脾利湿之功。黄连、黄芩、桑叶清热化湿。香附、枳壳、木香行气调中。

　　张仲元在治疗老佛爷胃内湿滞蓄热证时,应用调中化湿法,注重调养脾胃,同时清利上中焦之湿热,配以疏肝调气之药,使中焦气机得疏,脾胃功能得渐,湿热得去。

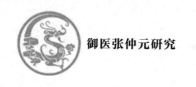

第二节　咳　嗽

一、诊疗特色探微

(一)治病求本,标本兼顾

慈禧太后和李莲英咳嗽脉案,其病机乃脾虚湿蕴中焦,上犯于肺。张仲元先后应用理脾和中法、理脾化痰法、益气理脾法、理脾和胃法、理脾开胃化痰法、理脾开胃安嗽法、理脾和中化湿法、理脾和中止嗽法等治疗,方药以参苓白术散、二陈汤化裁。

首先,健脾理脾是张仲元治疗慈禧太后、李莲英咳嗽的根本治法。脾为阴中之至阴,喜燥恶湿,主运化水湿,又与水湿同气相感,故痰湿内蕴中焦,理当健脾理脾以除痰湿之源。张仲元诊疗医案均以参、术、薏米、陈皮等健脾理脾、祛湿和中,间或少佐化痰止咳之味,足见其主治中焦脾胃的用药特点。

如李莲英咳嗽脉案,方以参、术、薏苡仁、橘皮、扁豆等健脾祛湿,除痰湿之源;半夏燥湿化痰、降逆止咳,枇杷叶、杏仁化痰止咳。李莲英"中气欠和",痰湿较重,仍治以参、术、薏苡仁、茯苓、谷芽等健脾益气、和中祛湿,佐用半夏、杏仁化痰止咳;同日戌刻增服和胃代茶饮,亦为健脾理脾之用,随着李莲英咳嗽减轻,张仲元治以参苓白术散化裁,偶佐款冬花、五味子,或苏叶,或枇杷叶,以化痰止咳。此外,张仲元选用健脾理脾药物亦有讲究,如党参、山药益气健脾,白术健脾燥湿,薏米、茯苓渗湿健脾,砂仁、扁豆化湿醒脾,陈皮、苏叶理气健脾等。

其次,祛湿化痰是张仲元治疗痰湿咳嗽的重要治法。湿多弥散,湿聚为水,水停成饮,饮凝成痰,水湿痰饮又常夹杂存在。张仲元根据水湿痰饮之不同,灵活选用祛水湿、化痰饮之品,如薏米、茯苓渗湿,白术燥湿,半夏、陈皮和中祛湿化痰,生姜温中化饮等。

最后,虽化痰止咳之品使用较少,然张仲元每用之,亦甚为讲究。如款冬花、枇杷叶化痰止咳,杏仁降气化痰以止咳,五味子收敛肺气以止咳,陈皮、半夏理肺降气、和中祛痰而助止咳,青果、石斛养阴润肺以助止咳等。

(二)寒温并用,解表透散

张仲元治疗外感,善于寒温并用,解表兼能透散。

张氏临证还根据外感的轻重、兼证的不同、患者体质的差异,灵活选方用药。外感较轻者,方药味少量轻,或以代茶饮、成药调理;外感较重者,味多量大。

兼证方面,肺胃郁热者,佐用黄芩、竹叶、麦冬等清热养阴;饮湿内停者,佐用半夏、陈皮、茯苓、扁豆等祛湿化饮;内蓄湿热者,佐用泽泻、猪苓、瞿麦等清热祛湿;若患者体质较弱,还多兼顾调理后天脾胃,扶正以助祛邪。

(三)清解上焦,兼顾肝脾

张仲元在治疗表证兼内热时,解表同时清肝热,化痰涎,调气机,重视整体治疗而非单纯解表。肝升肺降、脾升胃降为体内升降之序,表证化热入里,解表之外,张仲元还善用清肺热之黄芩,配以清肝热之桑、羚羊角、菊花,降肺胃之气之竹茹,理脾行

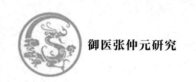

气宽中之枳壳,用方轻盈,量小而精,随证加减,疗效颇佳。

(四)外感风凉,清和变通

张仲元在治疗慈禧太后外感风凉之证,辨其体质多自有肝胃郁热,用药随诊变通,清解药物、和解药物在不同的情况下辨方不同。如外感风凉较重,伴内有肝胃之热,出现咳嗽声重,身肢微觉酸疼,张仲元应用清解之法,用荆芥、防风等辛温之品解表,配以羚羊角、黄芩清里热;如外感风凉尚解,内有肝胃滞热尚盛,出现时作咳嗽,胁间微疼,口中无味,身肢酸倦等症,张仲元则应用和解之法,用苏梗、青皮、枳壳行气宽中,配以黄芩、竹茹清热,建曲、甘草、焦山楂和补中焦。

二、医案举隅

(一)内热外感咳嗽,清解外邪,内调中和肝

【医案1】

(光绪二十八年)四月初一日,上傅四月初三日未刻,全顺、张仲元请得老佛爷脉息左关弦数,右寸关浮滑而数。肝胃有热,肺气欠调,滞热受风,以致鼻息较干,时作咳嗽,牵引咽喉微疼,皮肤作痒,筋脉欠和。今议用清解和肝调中饮调理。

薄荷五分　荆芥一钱五分　苦梗二钱　桑叶三钱　菊花三钱　酒芩二钱　枳壳二钱炒　三仙九钱焦　前胡一钱　竹茹三钱

引用青果七个研。

【按语】该医案中张仲元认为老佛爷"鼻息较干,时作咳嗽,牵引咽喉微疼,皮肤作痒"为肝胃郁热,肺气欠调,滞热受风,在治疗上焦滞热受风之证时,不忘木火刑金,调理肝经,使木气调达,升降有序,降木火,金减刑,诸症自去。方中除荆芥祛风解表、黄芩清上焦滞热之外,佐加薄荷辛、凉,疏肝理气,既可以利咽止痛,又可以解热止痒;桑叶清肝热,疏肝气,使气机调达,再配合焦三仙调中焦,全方共奏清热疏调之疗,肺胃肝脾同治,药到病除。

【医案2】

(光绪二十八年)四月初四日,全顺、张仲元请得老佛爷脉息左关弦数,右寸关滑数稍浮。风凉解而未净,肝胃滞热尚盛,肺气不清,以致时作咳嗽,唾有痰粘[黏],耳中咽嗌作痒,肩臂筋脉微疼。今议用和解清热调中饮调理。

薄荷五分　前胡三钱　苦梗二钱　桑叶三钱　菊花二钱　郁金二钱研　枇杷叶三钱炙包煎　竹茹三钱　酒芩二钱　枳壳二钱炒

引用青果七个研。

【按语】该医案为治疗三日后风凉解而未净,肝胃滞热尚盛,肺气不清,以致时作咳嗽,唾有痰黏等诸症,张仲元认为表证稍解,里热未除,气机失调,原方去荆芥,加郁金辛苦寒以行气止痛,疏导肝气,加枇杷叶微苦寒以清肺化痰,顺降肺气,全方治疗外感,疏肝降肺,升降有序,气机得顺。

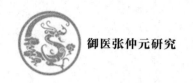

【医案3】

（光绪二十八年）四月初六日，全顺、张仲元请得老佛爷脉息左关弦数，右寸关滑数有力。肝胃滞热尚盛，肺气不清，以致咳嗽痰粘[黏]，鼻涕带有血色，目皮时或掣动。今议用清热调中饮调理。

　　羚羊（角）一钱五分　生地三钱次　生白芍三钱　钩藤三钱　酒芩二钱　桑叶三钱炙　炒枳壳二钱　前胡二钱郁金二钱研　苦梗二钱

　　引用青果五个研。

【按语】 该医案中张仲元认为"咳嗽痰黏，鼻涕带有血色，目皮时或掣动"为慈禧肝胃滞热尚盛，肺气不清，加大清热力度。方中羚羊角清肝热、潜肝阳；生地、白芍养肝阴、敛肝体；桑叶清肺平肝；钩藤苦寒，清热平肝，佐以辛寒之郁金，行气解郁；前胡清热化痰，枳壳理气宽中，全方清热、调肝、理气，化痰降气之效显著。

【医案4】

（光绪二十八年）四月初七日，全顺、张仲元请得老佛爷脉息左关弦数，右寸关滑数有力。肝胃带热尚盛，肺气欠调，经络瘀滞痰湿，以致时作咳嗽，唾痰粘[黏]，鼻涕带有血色，目皮掣动，胸膈不爽。今议用清热化痰调中饮调治。

　　羚羊（角）二钱　杭芍三钱生　僵蚕三钱炒　钩藤三钱酒芩二钱　前胡二钱　橘红一钱五分老树　枳壳二钱炒川郁金二钱研　杏仁三钱研

　　引用一捻金七分煎。

【医案5】

(光绪二十八年)四月初八日,全顺、张仲元请得老佛爷脉息左关弦数,右寸关滑数有(力)。肝胃滞热,稍轻,肺气欠和,经络痰湿尚然瘀滞,以致有时咳嗽痰粘[黏],目皮掣动,筋脉不爽。今议用清热化痰调中饮调理。

羚羊(角)一钱五分　杭芍三钱生　僵蚕三钱炒　钩藤三钱　菊花二钱　桑叶三钱　前胡二钱　橘红一钱五分老树　川郁金二钱研　枳壳二钱炒

引用一捻金五分煎。

【按语】医案4为治疗第八日,老佛爷时作咳嗽,唾痰黏,鼻涕带有血色,目皮掣动,胸膈不爽,证属肝胃带热尚盛,肺气欠调,经络瘀滞痰湿。张仲元认为内有痰热未除,热盛动风有证,原方加辛咸之僵蚕,增主入肺经之杏仁降气化痰;橘红理气宽中,燥湿化痰,加强了化痰祛风的力度。医案5酌加桑叶以清肺肝之火,用量轻盈,符合治上焦如雾,非轻不举之理。

【医案6】

(光绪二十八年)四月初九日,全顺、张仲元请得老佛爷脉息左关弦数,右寸关滑数有力。肝经脉络瘀滞湿痰,肺气欠调,胃热不净,以致有时咳嗽痰粘[黏],目皮颊旁筋脉有时掣动。今议用清热和络化痰饮调理。

羚羊(角)八分　赤芍二钱　僵蚕三钱炒　钩藤三钱　前胡二钱　桑叶二钱　菊花二钱　橘络二钱

引用一捻金七分煎。

【按语】该医案中老佛爷胸膈不爽等症改善,仍有时咳嗽痰黏,目皮颊旁筋脉有时掣动,张仲元认为肝经脉络瘀滞湿痰,肺

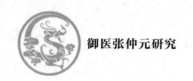

气欠调,胃余热不净,已用药九日,去疏肝行气之郁金、枳壳,减少清热平肝之羚羊角、桑叶用量,将化痰之力较强橘红加量以清肺化痰。

(二)内热外感风凉,外清解风热,内重在调中

【医案1】

(光绪二十八年)八月二十九日,张仲元请得老佛爷脉息左关弦数,右寸沉缓,关部滑数。肝胃有热,感受风凉,以致咳嗽声重,身肢微觉酸疼。今用清解风热之法调理。

荆芥二钱　防风三钱　建曲三钱炒　枳壳二钱炒　酒芩三钱　羚羊(角)一钱　陈皮一钱　甘草一钱

引用苏梗一钱。

【医案2】

(光绪三十三年)八月三十日,张仲元请得老佛爷脉息左关弦数,右寸关沉滑而数。风凉见解,惟肝胃滞热尚盛,肺气欠调,时作咳嗽,胁间微疼,口中无味,身肢酸倦。今用和解清热之法调理。

苏梗八分　建曲三钱　青皮一钱五分炒　枳壳二钱炒　酒芩二钱　竹茹三钱　甘草八分

引用焦(山)楂三钱。

【按语】以上两则医案中老佛爷外感风凉尚解,内有肝胃滞热尚盛,现时作咳嗽,胁间微疼,口中无味,身肢酸倦等症,张仲元应用和解之法,以苏梗、青皮、枳壳行气宽中,配以黄芩、竹茹清热,建曲、甘草、焦山楂和补中焦。张仲元注重清解之中,调补脾胃,脾肺同调,肺热清,脾湿消,诸症皆除。

【医案3】

(光绪三十三年)九月初八日,张仲元请得老佛爷脉息左关弦数,右寸关滑数有力。肝肺气道不调,胃蓄滞热,膈间不爽,时作咳嗽,眠食尚好。今用调气清热饮调理。

川郁金三钱研　瓜蒌三钱　炒枳壳二钱　代赭石三钱煅　生杭芍四钱　焦栀子三钱　旋覆花三钱包煎

引用桑叶二钱。

【按语】该医案中老佛爷咳嗽,身酸疼,膈间不爽,张仲元运用清解风热治法,调中为其本法,方中肝脾同调,郁金疏肝气,白芍柔肝阴,桑叶清肺肝之火,佐用枳壳、瓜蒌行气宽胸,中焦调畅,肺肝热去,诸症缓解。

【医案4】

(光绪三十三年)十月十七日酉刻,张仲元、姚宝生请得老佛爷脉息右寸关滑数,左寸关浮弦而数。胃蓄饮热,外感风寒,以致恶寒发热,头痛口干,身肢酸痛,有时呕吐痰饮。今议用清解化饮之法调理。

防风一钱五分　荆芥一钱五分　薄荷八分　桑皮叶各一钱五分　牛蒡二钱炒研　橘红一钱老树　厚朴一钱五分炙　槟榔二钱炒　酒芩三钱　甘菊二钱　竹茹二钱　甘草一钱

引用蔓荆子一钱研。

【按语】该医案中老佛爷出现外感证,身痛头痛之证,张仲元治以清解风热,调肝和脾治疗,标本兼治。方中防风、荆芥、薄荷疏散风热,桑白皮、黄芩、菊花清肺肝之热,牛蒡清肺利咽,蔓荆子清利头目。

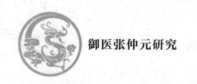

【医案5】

（光绪三十三年）十月十八日，庄守和、张仲元、姚宝生请得老佛爷脉息左寸关浮弦而数，右寸关滑数。肺胃蓄有饮热，外感风寒，以致恶寒发热，头疼身痛，咳嗽胸闷，咳痰作呕。今议用解表清肺化饮之法调理。

防风三钱　荆芥二钱　苏叶子各一钱　前胡三钱　杏仁三钱研　橘红一钱五分老树　酒芩三钱　枳壳二钱炒　川贝母三钱研　建曲三钱　桑皮叶各二钱　竹茹二钱

引用薄荷一钱。

本方枳壳减一钱。

【医案6】

（光绪三十三年）十月十九日酉刻，庄守和、张仲元、姚宝生请得老佛爷脉息左寸关弦数稍浮，右寸关滑数。表感未净，肺胃气道仍滞，饮热尚盛，以致时作咳嗽，顿引筋脉作疼，恶心头晕，身肢酸倦。今议用清解调中化饮之法调理。

苏叶子各一钱五分　酒芩三钱　橘红二钱老树　厚朴一钱五分炙　炒建曲三钱　前胡二钱　青皮一钱五分炒　姜连八分研

引用午时茶二钱。

【医案7】

（光绪三十三年）十月十九日，庄守和、张仲元、姚宝生请得老佛爷脉息左寸关弦数，浮象渐减，右寸关滑数。表感见解，惟肺胃气道未舒，饮热尚盛，以致时作咳嗽，顿引胸胁作痛，口干而渴，时或作呕。今议用清热化饮兼佐和解之法调理。

瓜蒌仁二钱研　　川贝母三钱研　　桑皮叶各二钱　　知母三钱　　酒芩三钱　　牛蒡二钱炒研　　薄荷八分　　葛根二钱　　橘红一钱五分老树　　郁金二钱研　　建曲三钱　　前胡二钱

　　引用竹茹二钱。

【医案8】

　　(光绪三十三年)十月二十七日,张仲元、姚宝生请得老佛爷脉息左关沉弦,右寸关滑而稍数。精神清爽,谷食渐香,惟肺胃气道尚滞,饮热未清。今议用理气清热化饮之法调理。

　　川贝母三钱研　　橘红一钱五分老树　　前胡一钱五分　　杏仁三钱炒研　　款冬花三钱　　白前二钱　　枳壳一钱五分炒　　法夏一钱五分研　　酒芩二钱　　谷芽三钱炒　　神曲三钱炒　　甘草一钱

　　引用佛手柑八分。

　　【按语】 近几日老佛爷肺胃仍有饮热,张仲元以和中、化饮、理气、清热、养阴为法,辨证施治,黄芩清热,川贝、款冬、橘红、白前止咳化痰,枳壳、佛手理气消滞,神曲、谷芽消食和胃。全方以上中焦同调,则气顺和中。

【医案9】

　　(光绪三十三年)十一月初二日巳刻,张仲元、姚宝生请得老佛爷脉息左关弦数,右寸关洪大而滑。肝经有火,肺胃蓄有饮热,气道欠舒,目皮眩涩,胸膈有时不畅。今用清热化湿之法调理。

　　云茯苓四钱　　广皮一钱五分　　炙厚朴一钱五分　　酒连一钱五分研　　焦茅术一钱五分　　谷芽三钱炒　　密蒙花三钱

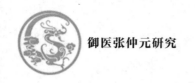

泽泻二钱　甘菊花三钱　生地三钱　建曲三钱　甘草一钱

引用霜桑叶三钱。

【医案10】

(光绪三十三年)十一月初三日,张仲元、姚宝生请得老佛爷脉息左关弦数,右寸关洪大而数。肝经有火,肺胃蓄有饮热,气道欠舒,目皮眩涩,胸膈有时不畅。今议用清热化湿之法调理。

云茯苓四钱　厚朴一钱五分炙　焦茅术一钱五分土炒

广皮一钱五分　焦槟榔二钱　姜连一钱五分研　密蒙花三钱　泽泻二钱　甘菊花三钱　生地三钱　霜桑叶三钱甘草一钱

引用灯心一子。

【医案11】

(光绪三十三年)十一月初七日,张仲元、姚宝生谨拟老佛爷养阴清热饮。

霜桑叶三钱　甘菊三钱　密蒙花三钱　酒连一钱五分研　炒枳壳二钱　橘红一钱五分老树　炙香附二钱　甘草一钱

水煎温服。

【按语】近几日老佛爷膈间气道不舒,肝经有火,肺胃饮热,张仲元采用清热化饮法清泻肝肺之火之余,注重善后养阴,火胜伤阴,故多以养阴药序贯治疗,同时予理气化痰药调理气机,使肺气得利,症状得舒。

【医案 12】

(光绪三十三年)十一月初八日,张仲元、姚宝生请得老佛爷脉息左关弦而稍数,右寸关滑数。肝经有火,肺胃饮热未清。今议用清热化饮之法调理。

霜桑叶三钱　甘菊三钱　(密)蒙花三钱　竹茹二钱
云茯苓三钱　橘红一钱老树　泽泻一钱五分　酒连八分研
　炒枳壳一钱五分　生地三钱次　甘草八分
　　引用灯心一子。

【医案 13】

(光绪三十三年)十一月初九日,张仲元、姚宝生请得老佛爷脉息左关弦数,右寸关滑数。肝经有火,肺胃饮热未清。今议用清热化饮之法调理。

霜桑叶三钱　甘菊二钱　密蒙花三钱　酒连八分研
云茯苓四钱　橘红一钱老树　焦枳壳一钱五分　泽泻一钱
五分　石决明三钱　杭芍二钱生　粉甘草一钱
　　引用灯心一子。

【按语】以上两则医案治疗老佛爷肺胃饮热、肝经有火之证,张仲元除采用清热化饮、清泻肝热肺火外,同时行气利水健脾,使饮消而不郁化热,并予灯心清心火,使上焦得安。桑叶、菊花、黄连清热,茯苓、泽泻化湿,白芍养阴柔肝,橘红化痰,枳壳行气,全方配伍,肝胃热清,停饮得化。

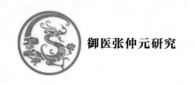

第三节 眩 晕

一、诊疗特色探微

（一）虚实为机，调畅为要

眩晕一证，清宫医案中颇为常见。究其因机，张仲元认为不外虚实二端，虚则正气亏虚，或因脾气不足，或因肝肾阴亏；实则邪实为患，或因湿滞中焦，或因痰凝脑络，或因风火上扰。素体中气健旺，脾升胃降，肝胆调畅，精血温暖而下实，神气清凉而上虚，上虚下实，五官空灵，则眩晕不作。若因情志刺激，或因饮食劳倦，或因纵欲伤精，致肝、脾、肾受损，则发眩晕。眩晕虽表现为头晕目眩，究其根本则在肝、脾、肾三脏。肝木生于肾水而长于脾土；脾居中州，以灌四旁，为气机升降之枢。脾肾虚，则肝气郁陷，清阳不升，髓海不足，而作眩晕，证见脑旋轻飘，视物动荡，谓之虚眩。实则责之湿滞痰凝，邪气滞于中焦，肝气郁滞，脾胃不和，则浊阴上逆，而作眩晕，证见眩而头痛，昏蒙不清。眩晕一证虽病见多端，但病机之最要莫过三点，实则浊阴上逆，虚则清阳下陷，虚实夹杂则为肝肾阴亏，风阳上扰。张仲元喜用疏肝和中化饮法，多应用天麻等平肝阳，白芍、生地、当归等养肝阴，泽泻、茯苓、半夏等化饮降逆，以调畅气机，清利头目则眩晕止。

（二）痰浊上扰，调气理中

张仲元在治疗头晕之证时，亦以化痰浊为法。清朝末期，经济衰落，环境迥变，宫廷奢华，各色饮食，内忧外患，事务繁杂。宫廷人员的疾病种类繁多，病因多样，多有变化莫测、症状怪异、病程缠绵之类。因积劳及素体脏腑功能失调，可致痰浊内生，盖"痰者，病名也。人之一身，气血清顺，则津液流通，何痰之有？惟夫气血浊逆，则津液不清，熏蒸成聚而变为痰焉"。人赖气血津液以生，气血津液赖脏腑以化以行，今脏腑失调，气化不利，化物不全成污秽，行水不利成浊液，又有经脉阻塞，孔窍不通，藏污纳垢，皆成痰浊内生之机。张仲元治疗湿痰滞内，清阳不升，浊阴不降，风阳上扰之眩晕，除运用当归、生地、白芍养肝之阴，补肝之体，半夏、泽泻、天麻降浊阴，平肝阳，茯苓、橘红健脾化痰，蔓荆子清利头目。升清降浊，调理气机，化湿清利，眩晕自去，均取得良好疗效。

（三）升清降浊，通调兼顾

脾胃为气机升降之枢，脾升胃降则气机畅达，脾气旺则肝木条达，清阳升则神旺。脾湿肾寒则肝木郁陷而清阳不升，则头目晕眩，精神不振，动则心慌气短等。清阳不升者，当升清阳。清阳升则心肾交泰，魂畅神旺，眩晕自止。升清降浊之机，在于中气之健旺。健运中州以复其升降，交济水火以复其既济。胃主降浊阴，胃气旺则气机顺降，胆、肺随之亦降而精盈。脾湿肝郁，则胃气滞塞不降，阻碍胆木下行之路，其气逆而化火，刑逼肺金，致使肺热而失其清肃降敛之常，浊阴弥漫于上而发眩晕，证见头目晕眩、头痛胸闷等。降浊阴者，即指化痰去垢利窍，亦指清降胆、胃、心、肺之郁热，使君相二火下潜于肾以暖之，则肾脏温暖而下实，上焦清肃而虚灵，眩晕自止。张仲元多以调补脾胃、调

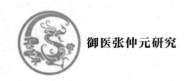

和肝脾等法升清降浊以治疗眩晕,如宽胸降逆、健脾疏肝、平胆和胃等。张仲元常以平胃散为基础化湿降浊,配合蔓荆子、菊花清利头目,天麻平肝阳,川芎通调气血,茯苓、白术等健脾益气,脾胃为安,升降有序。

二、医案举隅

(一)升降失调眩晕证,化饮调中畅气机

【医案1】

(光绪二十八年)三月初六日,张仲元看得顺承郡王福晋脉息左关沉弦,右寸关浮滑。肝胃气滞,停饮受风。以致头晕作疼,胸膈烦闷,呕吐水饮。今用和中疏化饮调治。

全当归三钱　中生地四钱　生杭芍三钱　川芎一钱五分　法半夏三钱　化橘红三钱　明天麻二钱　炒枳实二钱　云茯苓四钱　蔓荆子二钱研　南薄荷八分　泽泻三钱

引用炒栀一钱五分。

【医案2】

(光绪二十八年)三月初七日,张仲元看得顺承郡王福晋脉息左关沉弦,右寸沉滑。肝胃未和,痰饮未清,熏蒸上焦。以致头晕微疼,有时恶心,身肢酸倦。今用和中化饮之法调治。

全当归三钱　中生地四钱　生杭芍三钱　川芎一钱五分　云茯苓四钱　泽泻三钱　化橘红二钱　法夏三钱　炒枳实三钱　蔓荆子三钱研　明天麻二钱　炒栀三钱

引用姜连一钱五分研。

【按语】以上两则医案中张仲元治疗顺承郡王福晋头晕,辨证为肝胃气滞,停饮受风,湿痰滞内,清阳不升,浊阴不降,风阳上扰,运用当归、生地、白芍养肝之阴,补肝之体;半夏、泽泻、天麻降浊阴,平肝阳;茯苓、橘红健脾化痰,蔓荆子清利头目。全方共奏和中化饮,调胃平肝之效。

(二)肝热脾郁致眩晕,清肝畅脾调气机

【医案1】

(光绪三十二年)四月初六日,张仲元请得老佛爷脉息左寸关弦数,右寸关沉滑。肝阴有热,脾气郁遏,以致谷食不香,头目眩晕。今用清肝畅脾之法调理。

细生地四钱　生杭芍三钱　黄连炭八分研　橘红一钱五分老树　于术炭三钱　云茯苓四钱　焦曲三钱　泽泻二钱　莱菔子炭一钱五分研　生甘草一钱

引用荷梗一尺。

本方加荸荠七个切片,灯心一子,芦根一把。

【医案2】

(光绪三十二年)四月初七日,张仲元、姚宝生请得老佛爷脉息左关弦数,右寸关滑数。肝阴有热,中气不舒,以致谷食欠香,头目眩晕。今用清肝理脾之法调理。

细生地三钱　杭芍三钱　酒连炭一钱　橘红一钱老树　生于术二钱　云苓四钱　莱菔子炭一钱五分研　泽泻二钱　炒神曲二钱　桑叶三钱　焦枳壳一钱　甘草一钱

引用荸荠七个切片、灯心一子。

【按语】以上两则医案中老佛爷出现头目眩晕症状,左关弦数为肝热,右寸关滑数为湿阻,治以调和肝脾为主。肝主疏泄,

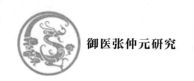

调畅气机,协调脾胃升降,并疏利胆汁,泄于肠道,促进饮食物的消化和水谷精微的吸收与转输。脾气健旺,气血生化有源,肝体得以濡养,亦有利于肝气疏泄功能的发挥。张仲元治疗慈禧太后消化较慢,食后嘈杂,多用调和肝脾法,药多以茯苓、白术健脾,香附、麦芽疏肝,生地、白芍敛阴,黄连、桑叶清肝热,神曲、枳壳、莱菔子行气消食,使肝气调,脾气和,则头目眩晕得安。

(三)燥湿化痰脾胃安,调畅气机止眩晕

【医案1】

(光绪二十八年)六月十一日,全顺、张仲元请得老佛爷脉息左关弦而微浮,右寸关滑数,重按有力。风凉解而不净,肺胃蕴热,湿滞尚盛,以致身肢酸倦,头晕耳响,微觉恶心,似饥非饥,大关防欠调。今议用平胃调中化湿饮调理。

苏叶一钱　厚朴二钱炙　茅术二钱炒　陈皮一钱半

扁豆三钱炒　猪苓三钱　泽泻二钱　甘草八分

引用壳砂七分研。

【医案2】

(光绪二十八年)六月十二日,全顺、张仲元请得老佛爷脉息左关沉弦,右寸关滑数,重按有力。风凉已解,惟湿滞不清,膈间有热,肠胃气道欠和,以致顽颡微干,身肢酸倦,谷食不香,有时腹中欠爽。今议用平胃调中化湿饮调理。

厚朴二钱炙　茅术二钱炒　陈皮一钱五分　猪苓三钱

泽泻二钱　杭芍二钱炒　扁豆三钱炒　甘草八分

引用壳砂五分研。

【按语】张仲元在治疗老佛爷疾病过程中,考虑到老佛爷情志多虑,忧思劳心,多脾胃失和,湿滞肠胃,多出现身肢酸倦、头晕耳响、微觉恶心、似饥非饥等症状,湿滞肠胃者应用平胃之法,多以古方平胃散加减调之。平胃散出自《太平惠民和剂局方》。由苍术、厚朴、陈皮、甘草加姜、枣组成,具有燥湿运脾、行气和胃之功效,主治湿滞脾胃。方中苍术苦辛温燥,最善燥湿健脾,故重用为君。厚朴苦温芳香,行气散满,助苍术除湿运脾,是为臣。陈皮理气化滞,合厚朴以复脾胃之升降;炙草、姜、枣调补脾胃,和中气以助运化,都是佐使。诸药相配,共奏燥湿运脾、行气和胃之功。张仲元在临床中以平胃散为底方,随证加减,取得良好疗效。

【医案3】

(光绪三十年)三月初二日戌刻,张仲元、姚宝生请得老佛爷脉息右寸关滑数,左关稍数。肝肺有热,湿饮上蒸,以致头晕微疼,目不清爽。今用清热化湿之法调理。

酒芩三钱　浙贝二钱研　霜桑叶三钱　薄荷八分　菊花三钱　枳实一钱五分炒　炙厚朴二钱　橘红一钱老树　生地四钱　泽泻一钱五分　炒建曲三钱　生甘草八分

引用竹叶八分。

【医案4】

(光绪三十一年)正月十九日,张仲元、姚宝生请得老佛爷脉息左关弦而近数,右寸关滑数。肝胃蓄有饮热,以致头目眩晕,胸膈不畅,微觉恶心,手心发干,身肢倦怠。今议用调中清热化饮之法调治。

云茯苓四钱　炙厚朴一钱五分　槟榔炭二钱　陈皮二钱　姜半夏一钱五分　姜连一钱五分研　酒黄芩二钱　枳实一钱五分炒　炙香附二钱　建曲二钱炒　炒茅术一钱五分　甘草八分

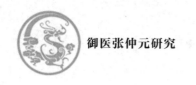

引用泽泻一钱五分。

【医案5】

(光绪三十一年)正月二十日,张仲元、姚宝生请得老佛爷脉息左关弦而近数,右寸关滑而稍数。肝胃气滞,饮热未清,头晕微疼,手心发干。今议用和中清热化饮之法调治。

云茯苓三钱　炙厚朴一钱五分　炒茅术一钱　陈皮一钱五分　姜半夏一钱五分　姜连一钱炭　酒黄芩二钱　泽泻一钱五分　槟榔炭二钱　建曲二钱炒　炙香附一钱五分　甘草八分

引用鲜芦根一支切碎。

【医案6】

(光绪三十一年)正月二十二日,张仲元、姚宝生请得老佛爷脉息左关弦而近数,右寸关滑而稍数。肺胃气道欠调,饮热未清,有时头晕,手心发干。今议用清热化饮之法调治。

酒黄芩二钱　甘菊二钱　霜桑叶三钱　酒连一钱研　云茯苓三钱　广皮一钱五分　槟榔炭二钱　建曲二钱炒　姜半夏一钱　泽泻一钱五分　炙香附二钱　甘草八分

引用鲜芦根一支切碎。

【医案7】

(光绪三十年)十一月初二日巳刻,张仲元、姚宝生请得老佛爷脉息左关弦数,右寸关洪大而滑。肝经有火,肺胃蓄有饮热,气道欠舒,目皮眩涩,胸膈有时不畅。今用清热化湿之法调理。

云茯苓四钱　广皮一钱五分　炙厚朴一钱五分　酒连一钱五分研　焦茅术一钱五分　谷芽三钱炒　密蒙花三钱

泽泻二钱　甘菊花三钱　生地三钱　建曲三钱　甘草一钱

引用霜桑叶三钱。

【医案8】

(光绪三十年)十一月初三日,张仲元、姚宝生请得老佛爷脉息左关弦数,右寸关洪大而数。肝经有火,肺胃蓄有饮热,气道欠舒,目皮眩涩,胸膈有时不畅。今用清热化湿之法调理。

云茯苓四钱　炙厚朴一钱五分　焦茅术一钱五分土炒　广皮一钱五分　焦槟榔二钱　姜连一钱五分研　密蒙花三钱　泽泻二钱　甘菊花三钱　生地三钱　霜桑叶三钱　甘草一钱

引用灯心一子。

【按语】张仲元在上述几则医案中多以理气化痰法治疗头晕症状等,多以二陈汤、平胃散化裁。二陈汤出自《太平惠民和剂局方》,主治燥湿化痰,理气和中。《太平惠民和剂局方》卷四载:"治痰饮为患,或呕吐恶心,或头眩心悸,或中脘不快,或发为寒热,或因食生冷,脾胃不和。"方中半夏辛温性燥,善能燥湿化痰,且又和胃降逆,为君药。橘红为臣,既可理气行滞,又能燥湿化痰。君臣相配,等量合用,不仅相辅相成,增强燥湿化痰之力,而且体现治痰先理气,气顺则痰消之意;半夏、橘红皆以陈久者良,而无过燥之弊,故方名"二陈"。此为本方燥湿化痰的基本结构。佐以茯苓健脾渗湿,渗湿以助化痰之力,健脾以杜生痰之源。鉴于橘红、茯苓是针对痰因气滞和生痰之源而设,故二药为祛痰剂中理气化痰、健脾渗湿的常用组合。煎加生姜,既能制半夏之毒,又能协助半夏化痰降逆、和胃止呕;复用少许乌梅,收敛肺

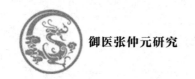

气,与半夏、橘红相伍,散中兼收,防其燥散伤正之虞,均为佐药。以甘草为佐使,健脾和中,调和诸药。本方是燥湿化痰的基础方,湿痰重者,可加苍术、厚朴以增燥湿化痰之力;兼有热象者,可加姜连清热燥湿,酒黄芩清上焦之热,香附疏肝经之热。平胃散出自《简要济众方》,方中以苍术为君药,其辛香苦温,入中焦能燥湿健脾,使湿去则脾运有权,脾健则湿邪得化。湿邪阻碍气机,且气行则湿化,故臣以厚朴芳化苦燥,行气除满,且可化湿。二者相伍,行气以除湿,燥湿以运脾,使滞气得行,湿浊得去。陈皮为佐,理气和胃,燥湿醒脾,以助苍术、厚朴之力。使以甘草,调和诸药。医案中以平胃散为基础,增桑叶、菊花、生地清肝热,重用云苓健脾化湿,厚朴燥湿消痰,下气除满,与苍术、陈皮同用可健脾化湿,行气和胃。

第四节　胁　痛

一、诊疗特色探微

(一)和宣调疏,肝脾为治

张仲元在治疗垣大奶奶胁痛时,先后采用建中和肝法、和肝宣郁法、和肝宣郁化滞法、和中宣郁法、和中调气法、和中理气法、理气和血法、疏肝和胃宣郁法、疏肝调中法、调中疏肝法、疏肝理气法、疏肝调经法、疏肝理脾法等治法,然诸多治法及用药皆有相同或相似之处。胁痛初起,中气不和,脾土虚弱,伴有肝气郁滞,治用建中和肝法,以芪、术、炮姜等温补中焦之虚寒,归、芍养肝和肝,香附疏肝理气,黄连和肝胃、调寒热,五灵脂活血止痛。中土得补,肝郁不解,兼有瘀滞化热之象,治以和肝宣郁法、和肝宣郁化滞法,以和肝疏肝、散瘀化滞。经治疗,垣大奶奶气滞血瘀减轻,惟"肝郁不舒,血气未和",转用和中宣郁法、和中调气法、和中理气法、理气和血法,调理气血。光绪三十二年(1906年)正月二十七日至二十九日,垣大奶奶肝胃不和、中气不足,兼有饮湿化热之象,治以疏肝和胃宣郁法、疏肝调中法和调中疏肝法理气活血、健脾和胃,兼清化饮热。

(二)和肝理气,散瘀为要

和肝理气为治疗垣大奶奶胁痛之根本。因胁为肝络,"肝足厥阴之脉……抵小腹,挟胃,属肝,络胆,上贯膈,布胁肋……"(《灵枢·经脉》),故治疗胁痛,当不离肝。张仲元御医每日治以归、芍养肝缓急的同时,根据垣大奶奶肝气郁结之程度,瘀血之有无,灵活增用理肝气、散瘀血之品。如光绪三十一年(1905年)十一月初二日,垣大奶奶胁痛初起,病机为中气不足、肝木不畅,主以健脾和中,辅用归、芍养肝体,香附疏肝用,五灵脂活肝血。初三日至初七日肝郁较重,治以归、芍养血缓急,川楝子、乌药疏肝理气,大黄、桃仁、牛膝活血散瘀,行气活血之力剧增。十一月初十日以后,垣大奶奶胁痛渐轻,治以健脾和中为主,佐用山茱萸补益肝肾,归、芍养肝敛肝;十一日增五味子、乌梅酸以收敛,甘以缓急。十一月十八日"惟气血稍有未和",治以大队健脾和胃之品种,佐用归、芍补血和肝,香附疏肝理气。光绪三十二年(1906年)正月二十七日至二月初二日,垣大奶奶胁痛之病机为肝胃不和,饮热内蕴,治以归、芍、川芎和血,青皮、香附、乌药

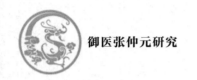

等理气止痛,元胡、牛膝活血行气止痛,酒军等活血散瘀等。

另外,活血化瘀贯穿于治疗垣大奶奶胁痛的始终。肝为藏血之脏,脾为气血生化之源,胃为多气多血之府,故活血化瘀之品的应用贯穿于治疗垣大奶奶胁痛的始终。如建中和肝法中使用当归和血、五灵脂活血,和肝宣郁法中使用元胡、五灵脂活血行气止痛,和肝宣郁化滞法中使用酒熟军、怀牛膝、五灵脂、郁李仁活血散瘀兼能导滞,和中理气法中使用当归、川芎,疏肝理脾法中使用丹参、酒连等,均为张仲元对活血化瘀法治疗胁痛的灵活运用。

(三)健脾和胃,痰气共治

健脾和胃是治疗垣大奶奶胁痛的重要治法。垣大奶奶因脾胃素虚,"中气不足",故张仲元御医注重调补脾胃,临证根据脾胃虚弱之程度,痰湿、气滞之有无,灵活选用健脾理脾、温中理气、祛湿化痰之品。脾胃气虚者,以参、芪、术、苓、甘草培补中土,使气旺血行,经络得通;中阳不足者,以良姜、肉桂、艾叶温中散寒;水湿不化者,以苓、术、半夏等祛湿化痰;中焦气滞者,以陈皮、木香、砂仁等理气化滞,枳实、枳壳消痞散结等。从医案中可见,垣大奶奶胁痛每有减轻,张仲元则转以调补脾胃。如光绪三十一年(1905年)十一月初二日方以芪、术、草、枣补气健脾,炮姜温中散寒,共奏"建中和肝"之效。十一月初十日至十八日,胁痛渐好,转以四君子汤加味,以益气和中;初十日方增半夏健脾祛湿,砂仁理脾化湿;十二日方增肉桂温中散寒;十四日至十六日方增枳实行气消痞;十八日方增艾叶、肉桂温中,木香理气止痛等。光绪三十二年(1906年)二月,垣大奶奶胁痛渐好,治用疏肝理脾法,大队治肝之品种,辅以苓、术、甘草健脾,艾叶温中,木香、砂仁理脾,厚朴、山楂和胃等。以上均体现了张仲元治疗垣大奶奶之胁痛,注重调补脾胃的用药特点。盖因肝木不舒,易乘脾犯胃,脾胃虚弱则土壅木郁,故调理脾胃亦为抑木扶土之治。

另外,反复佐用清热之品是治疗垣大奶奶胁痛的又一特点。从建中和肝法、理气和血法中使用萸连和肝胃、清郁热,到和肝宣郁法中并用萸连、栀子清解郁火;从和肝宣郁化滞法中使用川楝子疏肝凉肝,到疏肝和胃宣郁法、疏肝调中法中使用姜连散热、熟军清瘀热等,均表明辛温、芳燥之品易助内热,而致脉象"偏数""稍数",临证需灵活选用黄连、栀子等品清散内热,佐制诸药温燥之性。

二、医案

(一)肝脾不和,温中疏肝法调畅气机

【医案】
　　(光绪三十一年)十一月初二日,张仲元看得垣大奶奶脉息左关见弦,右寸关沉滑。中气不足,肝木未畅,胸胁时作串[窜]疼。今用建中和肝之法调治。
　　炙黄芪六钱　全当归三钱　炒杭芍五钱　萸连各五分兑炒研　炙香附二钱　炒于术三钱　炒灵脂三钱　炙草一钱
　　引用炮姜一钱、小枣肉十个。

【按语】垣大奶奶素有中气不足,该日胁痛初起,故张仲元治以温补中气,辅以疏肝气、和肝血。黄芪味甘,性温,具有补气固表,炙用使其补气升阳的作用更明显。当归味甘、辛,性温,入

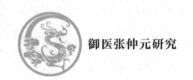

肝、心、脾经,具有补血和血、调经止痛的作用。杭芍味苦、酸,性微寒,入肝、脾经,具有养血柔肝、缓中止痛、敛阴止汗的作用。香附味辛、微苦、甘,性平,入肝、三焦经,具有理气解郁、止痛调经的作用。白术味苦、甘,性温,入脾、胃经,具有补脾、益胃、燥湿、和中、止汗的作用。五灵脂味苦、甘,性温,入肝、脾经,生用行血止痛,炒用止血。张仲元运用黄芪、当归、杭芍补气养血和肝,香附疏肝解郁,五灵脂行气活血,使得肝气得疏,气血得畅,中气得和。

(二)宣郁和肝,治疗胸胁窜疼

【医案 1】

(光绪三十一年)十一月初三日,张仲元、姚宝生看得垣大奶奶脉息左关沉弦,右寸关弦而稍数。肝木欠舒,气道郁结未畅。以致胸胁串[窜]疼,有时堵闷。今议用和肝宣郁之法调治。

炙香附三钱　酒芍四钱　全当归四钱　炒栀二钱　黄连炭一钱　云苓四钱　川楝子三钱肉　枳实一钱五分炒酒熟军各一钱　桃仁三钱炒研　乌药二钱　甘草一钱

引用小枣肉三个。

【医案 2】

(光绪三十一年)十一月初四日,张仲元、姚宝生看得垣大奶奶脉息左关沉弦,右寸关弦滑稍数。肝木欠舒,气道郁结未畅。胸胁串[窜]疼,有时堵闷。今议用和肝宣郁化滞之法调治。

酒杭芍四钱　炒栀二钱　桃仁泥三钱　当归四钱　酒熟军各一钱五分　元胡二钱研　川楝子三钱研　乌药二钱　炒枳壳二钱　黄连一钱研　怀牛膝三钱　甘草一钱

引用郁李仁三钱研。

【医案3】

(光绪三十一年)十一月初五日,张仲元、姚宝生看得垣大奶奶脉息左关沉弦,右寸关滑而近数。肝郁未和,气道欠畅。胸膈堵闷见好。胁间尚觉串[窜]疼。今议用和肝宣郁化滞之法调治。

炒栀一钱五分　全当归四钱　元胡二钱醋炒研　川楝肉二钱　乌药一钱五分　怀牛膝三钱　酒芍四钱　五灵脂二钱炒　熟军三钱　炒枳壳一钱五分　桃仁三钱炒研　粉甘草一钱

引用郁李仁三钱研。

【医案4】

(光绪三十一年)十一月初六日,张仲元、姚宝生看得垣大奶奶脉息左关沉弦,右寸关滑而近数。肝郁未和,气道欠畅。胸胁串[窜]疼见好,身肢尚觉酸倦。今议用和肝宣郁之法调治。

全当归四钱　酒芍三钱　元胡二钱醋炒研　川楝肉二钱研　五灵脂二钱炒　桃仁三钱研　熟军一钱五分　台乌药一钱五分　怀牛膝三钱　枳壳一钱五分炒　甘草一钱

引用郁李仁三钱研。

【医案5】

(光绪三十一年)十一月初七日,张仲元、姚宝生看得垣大奶奶脉息左关沉弦,右寸关滑而近数。肝郁未和,气血凝滞。今议用和肝宣郁之法调治。

全当归四钱　酒芍四钱　醋元胡二钱炒研　五灵脂三钱　川楝肉二钱研　三棱三钱醋炒　白蔻仁一钱研　炒青

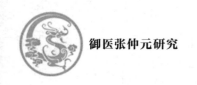

皮一钱五分　醋川军一钱五分　炒栀二钱　广陈皮一钱五
分　生粉草一钱

引用郁李仁三钱研。

【按语】近五日垣大奶奶气滞明显，兼有血瘀滞热之象，故治
以行肝气、和肝血、散瘀热。初三日方以炙香附、乌药、川楝子寒
温并用，疏肝散滞。川楝子、香附皆入肝经，相伍为用，增强了疏
肝解郁、行气止痛的功效。香附、乌药合用，有理气解郁、散寒止
痛之功效。归、芍养肝和血、缓急止痛，二者相须为用，有敛阴补
血、活血柔肝之痛之功效。萸连、栀子、枳实调肝胃、清郁火，黄
连配伍枳实，既有清心胃滞热，破气除痞之功，亦有除大肠湿热
火毒、宽肠调气之效。桃仁、大黄清热、散瘀、导滞，二者相伍，共
奏泄热解毒、破积下瘀之功效。茯苓健脾益气，草、枣培补中气，
疗垣大奶奶"中气不足"之宿疾。次日方药较初三日减香附、云
苓、枣肉，增元胡、怀牛膝，增酒军药量，引以郁李仁三钱，增行气
散瘀之效。初五日至初七日方药亦根据气滞、瘀热之轻重，灵活
化裁。

(三)胁下疼痛,肝脾血气同治

【医案1】

(光绪三十一年)十一月初十日,张仲元、姚宝生看得垣
大奶奶脉息左关沉弦,右寸关弦紧。肝郁未舒,血气未和,
胁下时作闷疼。今议用和中宣郁之法调治。

全当归三钱　酒芍三钱　党参三钱　生于术三钱　炙
山萸一钱五分　云苓四钱　法夏二钱研　广砂仁八分研
槟榔炭二钱　甘草一钱

引用生姜三片。

【医案 2】

(光绪三十一年)十一月十一日,张仲元、姚宝生看得垣大奶奶脉息左关沉弦,右寸关弦紧。肝郁未舒,血气未和,胁下时作闷疼。今议用和中宣郁之法调治。

炙黄芪四钱　党参三钱　云苓五钱　生于术三钱　全当归三钱　酒杭芍三钱　川芎一钱　山萸肉二钱　五味子一钱　官桂一钱研　良姜一钱五分　炙甘草一钱

引用乌梅三个。

【按语】近两日垣大奶奶胁痛减轻,治以健脾温中、养血和肝为主,均用四君子汤健脾益气,归、芍、山萸肉养血和肝。初十日增用姜、夏、砂仁和胃理脾,槟榔行气利水;生姜味辛,性温,具有发表、散寒、止呕、开痰的作用。半夏味辛,性温,具有燥湿化痰、降逆止呕、消痞散结的作用。砂仁味辛,性温,具有行气调中、和胃、醒脾、安胎的作用。生姜配半夏,能增强温中散寒和胃、化痰降逆止呕之功。

十一日增用黄芪健脾益气,川芎活血行气,肉桂、良姜温中理气。肉桂补元阳,暖脾胃,除积冷,通血脉;高良姜温胃、祛风、散寒、行气、止痛;乌梅酸敛止痛。张仲元在治疗的过程中,注重调补脾胃,中焦的气机。

(四)健脾为主祛湿调气,治疗气血失和胁痛时作

【医案 1】

(光绪三十一年)十一月十二日,张仲元、姚宝生看得垣大奶奶脉息左关沉弦,右寸关弦紧。肝郁欠舒,气血未和,胁下有时作疼。今议用和中调气之法调治。

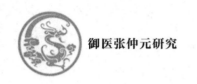

党参三钱　云茯苓四钱　生于术三钱　五味子一钱
当归三钱　炒杭芍三钱　川芎一钱五分　萸连各六分炒研
肉桂八分研　生牡蛎三钱　炙甘草一钱

引用乌梅肉三个、小枳实二钱。

【医案2】

(光绪三十一年)十一月十三日,张仲元、姚宝生看得垣大奶奶脉息左关沉弦,右寸关弦紧。肝气欠舒,气血未和,胁下时作疼痛。今议用和中理气之法调治。

党参三钱　云茯苓四钱　生于术三钱　炒茅术一钱五分　当归三钱　酒杭芍三钱　川芎一钱五分　五味子一钱
肉桂一钱研　吴茱萸二钱炭　小枳实二钱炒　炙甘草一钱

引用乌梅肉三个。

【医案3】

(光绪三十一年)十一月十四日,张仲元、姚宝生看得垣大奶奶脉息左关沉弦,右寸关弦紧。肝郁欠舒,气血未和,胁下有时作疼。今议用和中理气之法调治。

党参三钱　云茯苓四钱　生于术三钱　广皮一钱五分
当归三钱　炒杭芍三钱　川芎一钱五分　旋覆花三钱　肉桂一钱研　吴萸炭一钱五分　小枳实一钱五分　甘草一钱

引用乌梅肉三个。

【医案4】

(光绪三十一年)十一月十六日,张仲元、姚宝生看得垣大奶奶脉息左关沉弦,右寸关弦而稍涩。肝郁欠舒,血气未和,胁下有时化痛。今用理气和血之法调治。

党参三钱　焦于术三钱土炒　云苓四钱　全当归四钱
壳砂一钱五分研　煨木香一钱五分　祁艾三钱炒　厚肉桂
一钱研　萸连各八分研　炒枳实一钱五分　酒芍四钱　炙
甘草一钱

　　引用炙香附一钱。

【医案5】

　　(光绪三十一年)十一月十七日,张仲元、姚宝生看得垣
大奶奶脉息左关沉弦,右寸关弦而稍涩。肝郁欠舒,血气未
和,胁下有时作疼。今用理气和血之法调治。

　　党参三钱　焦于术三钱　云苓四钱　全当归四钱　壳
砂一钱五分研　煨木香一钱五分　祁艾三钱炭　厚肉桂一
钱研　萸连各八分研　炒白芷一钱　酒芍四钱　炙甘草
一钱

　　引用炙香附一钱。

【医案6】

　　(光绪三十一年)十一月十八日,张仲元、姚宝生看得垣
大奶奶脉息左关稍弦,右寸关沉滑。诸症均好。惟气血稍
有未和,今议用理气和血之法调治。

　　党参三钱　焦于术三钱　云苓四钱　全当归三钱　壳
砂一钱　煨木香一钱　祁艾二钱炭　厚肉桂八分研　萸连
各六分研　炒白芷一钱　酒芍四钱　炙甘草一钱

　　引用炙香附一钱。

　　【按语】近六日仍治以四君子汤健脾培中,归、芍、川芎和血
行气。张仲元根据病证之变化,灵活增减和肝缓急、温中散寒、
调和肝胃、理脾散结之品,如五味子、乌梅助芍药酸敛止痛,牡蛎
散结止痛,肉桂、良姜温中散寒,木香理脾止痛,香附疏肝理气

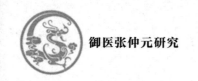

等。四物汤最善补血和血,惟不用熟地者,盖因其滋腻之性易碍脾胃之运化。张仲元非常重视脾胃功能的运转,在治疗垣大奶奶胁痛中,在疏肝解郁、调补肝体、培补肝用之外,注重脾胃气机的畅达,运用木香、枳壳等调畅脾胃气机,助肝以舒畅一身之气。

第五节　小便频数

一、诊疗特色探微

(一)补气健脾,调中论治

张仲元治疗李莲英小便频数一案,所用治法包括益气理脾法、理脾和肝法、理脾缩泉法、理脾养阴法、益气固阴法、理脾和中法、益气醒脾法、益气调脾法、益气和中法、理脾和胃法等,其中健脾补肾、固肾缩尿贯穿于治疗的始终。

健脾理脾为治疗李莲英小便频数的主要治法。从光绪三十四年(1908年)四月底李莲英"小便觉多""小便尚多"开始,至七月"小水渐少""小水亦少",健脾理脾一法贯穿于治疗的始终。每日医案所用治法,或"理脾",或"益气",或"醒脾",或"调中",其中健脾益气之品使用最多。四月二十五日至五月十三日治以人参、白术、薏米健脾益气为基础,四月二十五日、二十六日增陈皮理气健脾,二十九日至五月十一日增砂仁理气醒脾。五月十二日增莲肉健脾益气,十三日增炙甘草健脾益气。五月十四日至十八日医案中,人参与党参、白术并用,健脾益气兼能培补脾元。五月十四日尚以薏米、甘草健脾益气,砂仁、陈皮理脾气,五月十八日又增莲肉健脾益气,砂仁理脾气。五月十九日至六月初三日治以人参、白术、莲肉、山药健脾益气,砂仁,或砂仁、陈皮共用以理气健脾。六月初五日以人参、山药、莲肉健脾,砂仁理脾。六月初六日至十三日以人参、白术健脾,砂仁、陈皮理脾。六月十四日至十六日治以白术、扁豆健脾,陈皮健脾,且十六日增用人参五分健脾培元。六月十七日治以人参、白术健脾益气,陈皮理气健脾。十八日治以党参、白术、扁豆健脾益气,陈皮理脾。随着李莲英小水渐少,自六月十九日开始,张仲元每日施用诸如人参、白术、扁豆、山药、莲肉、陈皮等大队健脾益气之品,这既和当时阴雨天气有关,也是张仲元注重从脾胃论治的具体体现。健脾益气的同时,还根据胃腑兼证,灵活选用清胃热、生胃津、和胃气之品。如方药中常增用炒谷芽和胃消食,鲜青果养阴清热,竹茹清胃热、降胃气等。五月初四日,张仲元所拟和胃代茶饮方,仅炒谷芽、鲜青果二味,更是为和胃之治。

(二)补肾暖元,收敛固摄

补肾固摄是治疗李莲英小便频数的又一重要思路。张仲元治以健脾益气的同时,每日方药均兼用补肾固摄之味。如四月二十五日、二十六日以附子、五味子、山茱萸温补肾阳、收敛固摄,四月二十八日、二十九日晚用八味地黄丸补肾气、助肾阳,四月三十日增用益智仁、乌药温肾缩尿等,都是补肾固摄之用。随着李莲英筋脉疼痛渐轻,脾胃渐充,五月五日张仲元投用芡实、益智仁、白果、牡蛎、莲肉等一派固肾缩尿之品,"急则治其标",这也是整个治疗过程中唯一一次御医以固肾缩尿为主治之案例。五月初六日以后的两个月治疗方案中,或以芡实、益智仁、

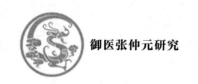

莲肉补脾兼顾固肾,或以桑寄生、菟丝饼补肾缩尿,或以覆盆子、桑螵蛸、五味子等固摄缩尿,都体现了张仲元兼顾补肾固摄的治疗特点。

灵活使用缓急止痛之品,是张仲元的另一个治疗特点。由于李莲英近几个月筋脉痹痛反复发作,时轻时重,每次发作时,张仲元总会在方药之中增用和肝缓急或通络止痛之品。如四月三十日"疼痛时作时减",以白芍和肝缓急;五月初七日"仍觉疼痛",以白芍和肝缓急,香附疏肝理气;五月初九日"腿膝疼痛",五月初十日"疼痛尚未尽止",分别以青风藤为引,取其通络止痛之功。

此外,张仲元辨证之准确在医案中亦可见一斑。如五月十三日方将前日方中龙眼肉易为炒谷芽三钱为引,然该日医案中并未明述李莲英脾虚腹胀。因李莲英胃服药,当日午刻即现"少腹微胀"之证。再如五月初九日李莲英现湿热、腰膝疼痛之证,治以前日方减收敛之白果、性温之益智仁,增行气活血止痛之没药,通络止痛之青风藤,次日疼痛即"尚未尽止";初十日方减温燥之香附、没药,改用温和之菟丝子补肾固涩、通络止痛,十一日则"疼痛见减"。以上均表明张仲元辨证之准确,用药之精妙得当。方药随病证变化而设,用药几乎每日必调,甚至一日两次调方,表明病情变化迅速,未加温补便现中焦胀满,稍用清热又现脾虚便溏。此既因机体正气虚弱,又与方药效果较好相关,药味、药量微调即可影响机体的寒凉温热之变化。

(三)汤剂丸散,相配为用

张仲元把汤剂、丸剂反复同用,或汤剂兼以和胃代茶饮,是为增强疗效之用。如四月二十九日疼痛减缓,惟脾弱火浮,既以汤药益气健脾、化湿和胃,又晚服八味地黄丸补肾助阳,如此则脾肾双补,标本兼顾,甚妙。总之,以健脾为主,补肾固摄为辅,照顾兼证,是张仲元御医治疗李莲英小便频数之特点。盖"饮入于胃,游溢精气,上输于脾,脾气散精,上归于肺,通调水道,下输膀胱,水精四布,五经并行……"中焦脾虚,胃不能游溢精气,脾不散精,则精微直趋下行,加之膀胱失约、肾失固涩,而小便频数矣。以健脾理脾为主疗小便频数的诊疗思路,值得今人借鉴。

二、医案举隅

(一)健脾补肾,温阳以止尿频

【医案1】

(光绪三十四年)四月二十五日,张仲元、李德源、戴家瑜看得总管脉息左右两关俱见缓象。疼痛渐减,惟脾弱火浮,小便觉多,谷食不香,今议用益气理脾稍加附子以辅人参之功,以助命门火之力,庶便溺自少,而胃气渐开。

人参一钱 生于术八分 北五味五分 山萸肉一钱五分 广皮六分 炒谷芽三钱 生薏米三钱 炒杭芍一钱五分

引用川附子八分炙。

巳正煎药,午初二刻服药。

【医案2】

(光绪三十四年)四月二十六日,张仲元、李德源、戴家瑜看得总管脉息左右两关俱见缓象。疼痛减缓。惟脾弱火浮,小便觉多。今议用照原方调治。

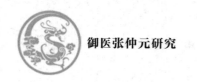

人参一钱五分　生于术一钱　北五味五分　山萸肉一钱五分　广皮八分　炒谷芽三钱　生薏米三钱　炒杭芍一钱五分

引用川附子一钱炙。

午初煎药，午正二刻服药。

【按语】李莲英自光绪三十四年（1908年）三月伊始，因脾胃亏虚，湿邪内阻，经络闭阻而现筋脉疼痛，口渴引饮、小便频数、腹胀泄泻等症。近日余症减好，仍小便较多。近两日治以健脾为主，补肾固摄为辅。方中参、术、薏米健脾益气，陈皮理气止痛，疗李莲英筋脉痹痛之余邪。人参味甘、微苦，性微温，归脾、肺经，具有大补元气、补益脾肺、生津止渴、宁神益智的作用。白术味甘、苦，性温，归脾、胃经，具有补脾益气、燥湿利水、固表止汗的作用，生品擅于健脾燥湿、利水消肿。人参配白术，人参重在补元气，白术偏于补脾胃中气，二药相须为用，补气健脾之力更强，且使中气、元气相互资生。薏米利水渗湿，祛湿除痹，健脾祛湿，清热排脓，生品性偏寒凉，长于利水渗湿、清热排脓、除痹止痛。引用附子，可补火化气，以止便数。正如张元素所论："附子以白术为佐，乃除寒湿之圣药，湿药少加之引经。益火之源，以消阴翳，则便溺有节，乌、附是也。"附子配人参，附子辛而大热，温补元气而大扶先天；人参甘温，大补元气而固脾胃后天，二药合用，上助心阳，下补肾阳，中益脾土。且附子得人参则回阳而防燥烈伤阴之弊，人参得附子则补气而兼温养之功。附子配白术，以附子补肾助阳，暖其水脏、补火生土；以白术温脾燥湿，运其土脏，故温阳散寒、祛湿之力增强，并有脾肾兼治之功。此外，附子温经散寒，白术健脾燥湿，二药合用,还有祛寒湿、通经脉之功。

(二)汤丸同用,代茶饮序贯治疗

【医案】

(光绪三十四年)四月二十九日,张仲元、李德源、戴家瑜看得总管脉息左右两关俱见缓象。疼痛时作时减,小便仍多,惟胃口渐开,精神稍充。今议用益气理脾之法,晚服八味地黄丸一钱调治。

人参一钱　生于术八分　北五味五分　炒谷芽三钱

壳砂六分研　益智仁一钱研　生薏米三钱　龙眼肉五分

引用川附子二分。

本方减北五味、益智仁、川附子,加鲜荷梗一尺、广红五分,午正三刻煎药,无服药。

总管益气和胃饮。

人参须八分　芡实三钱　炒谷芽三钱　壳砂六分研

水煎温服,按汤药煎。未初煎药,无服药。

【按语】该医案中汤、丸剂、代茶饮同服,健脾和胃、补肾固摄并重,兼能缓急止痛。方中参、术、薏米、龙眼肉、益智仁健脾,砂仁理脾,谷芽和胃。龙眼肉味甘,性温,归心、脾经,具有补益心脾、养血安神的作用。益智仁味辛,性温,归脾、肾经,具有温肾固气、暖脾开胃的作用,善温下焦而固气,暖脾胃而调中,生品燥性较大,以温脾止泻、收摄涎唾力强。张仲元灵活运用汤丸,疗效甚佳。

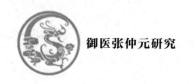

（三）缓急止痛，理脾和肝以调治

【医案1】

（光绪三十四年）四月三十日，张仲元、李德源、戴家瑜看得总管脉息左右两关俱见缓象。疼痛时作时减，小便仍勤。今议用理脾和肝之法调治。

人参六分　生于术六分　生薏米三钱　炒谷芽二钱
壳砂五分研　益智仁一钱研　台乌药六分　炒杭芍一钱
引用龙眼肉五分。

午初煎药，午正一刻服药。

五月初一日，总管照原方。午初煎药，午正一刻服药。

五月初二日，张仲元、李德源、戴家瑜看得总管脉息左右两关俱见缓象。疼痛觉轻，小便仍勤。今议用理脾和肝之法调治。

人参六分　生于术六分　生薏米三钱　炒谷芽二钱
壳砂五分研　益智仁一钱研　台乌药六分
引用龙眼肉五分。

午初煎药，午正二刻服药。

五月初四日，张仲元、戴家瑜拟总管和胃代茶饮。

炒谷芽二钱，鲜青果十个研。

水煎温服。酉初煎药，酉正三刻服药。

【按语】李莲英筋脉疼痛反复，故四月三十日增白芍缓急止痛，乌药行气，肝脾肾三脏同治。白芍味苦、酸，性微寒，归肝、脾经，具有养血敛阴、柔肝止痛、平抑肝阳的作用，生品擅于敛阴养血、平抑肝阳，炒白芍药性缓和，能柔肝和脾、止泻。乌药味辛，性温,归肺、脾、肾、膀胱经,具有行气散寒止痛的作用,长于疏理胸腹邪逆之气,散寒暖肾,通行膀胱冷气。五月初二日"疼痛觉轻",故减白芍。五月初四日予谷芽青果代茶饮养胃生津。

【医案2】

（光绪三十四年）五月初七日,张仲元、李德源、戴家瑜看得总管脉息左关见弦,右寸关滑缓。仍觉疼痛,小便尚多。今议用理脾和肝之法调治。

人参六分　生于术八分　炒薏米三钱　壳砂五分研益智八分仁研　杭芍一钱五分生　醋炙香附一钱　寄生一钱五分

引用白果五个去皮研。

午初煎药,午正二刻服药。

五月初八日,总管照原方。午初煎药,午正二刻服药。

乳香面五钱

用烧酒调敷痛处。

【按语】因李莲英"仍觉疼痛",故近两日治以健脾理脾、补肾固摄的同时,增香附疏肝理气,芍药缓急止痛。香附味辛、微苦,性平,归肝、脾、三焦经,具有理气解郁、调经止痛的作用,为气病之总司,女科之主帅,生品擅于行气解郁,醋制品专入肝经,能增强疏肝止痛的作用,并能消积化滞。香附配白芍,香附辛苦平,具有疏肝解郁、调经止痛之功;白芍酸寒,为补血养阴之品,功擅柔肝养血、敛阴止痛。二药配伍,气血兼施,使肝血得舒,共奏疏肝理气、养血调经止痛之功。初八日乳香面调酒外敷,取其行气止痛之效。

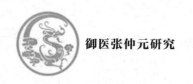

【医案3】

（光绪三十四年）五月初九日，张仲元、李德源、戴家瑜看得总管脉息左关见弦，右寸关滑而有力。稍蓄湿热，以致腿膝疼痛，小便尚多。今议用理脾和肝之法调治。

人参六分　生于术八分　炒薏米三钱　壳砂五分　杭芍一钱五分生　香附一钱醋炙　桑寄生二钱　没药一钱炒

引用清[青]风藤二钱。

午初煎药，午正二刻服药。

【医案4】

（光绪三十四年）五月初十日，张仲元、李德源、戴家瑜看得总管脉息左关弦缓，右关滑缓。小便觉少，疼痛尚未尽止。今议用理脾和肝之法调治。

人参六分　生于术八分　炒薏米三钱　壳砂五分研杭芍一钱五分生　桑寄生二钱　兔[菟]丝子一钱煮成饼

引用清[青]风藤二钱。

午初煎药，午正二刻十分服药。

【按语】近两日李莲英稍蓄湿热，腿膝疼痛，故健脾固肾之品中，增没药活血行气止痛。没药味苦、辛，性平，归肝、心、脾经，具有散血祛瘀、消肿定痛的作用。炒没药能缓和刺激性。香附理气止痛，桑寄生、菟丝子补肾固摄兼通络强骨止痛。桑寄生味苦、辛，性平，归肝、肾经，具有祛风湿、补肝肾、强筋骨的作用，为补肾养血安胎之要药。菟丝子味甘、辛，性微温，归肝、肾经，具有补益肾精、养肝明目的作用，生品擅于养肝明目、止泻。青风藤通络止痛。

(四)尿频反复,补肾固摄为主

【医案1】

(光绪三十四年)五月初五日,张仲元、李德源、戴家瑜看得总管脉息左右关俱见缓象。疼痛未能尽止,小便仍勤。今议用缩泉之法调治。

芡实米三钱研　益智仁八分研　建莲肉二钱研　生牡蛎一钱研

引用白果五个去皮研。

巳正三刻十分煎药,无服药。

【按语】该日主以治肾,兼顾脾胃。方中芡实、莲肉、益智仁补益脾肾、固涩缩尿。芡实味甘、涩,性平,归脾、肾经,具有固肾涩精、健脾除湿的作用,生品擅于固肾涩精、止带。莲肉味甘、涩,性平,归心、脾、肾经,具有补脾止泻、益肾涩精、养心安神的作用,为滋养收涩之品。芡实配莲子,二者均有补脾止泻、益肾固精之功,芡实主入脾胃,功偏补脾固肾、涩精止遗,但益肾作用大于补脾;莲子主入心脾,功专养心健脾、涩肠止泻,其健脾作用强于芡实。二药配用,统理心、脾、肾三脏,且涩中寓补,以补助涩,从而使固涩作用加强。生牡蛎收敛固涩,白果缩尿。生牡蛎味咸,性寒,归肝、肾经,具有平肝益阴、软坚散结、收敛固涩的作用,生品长于重镇安神、平肝潜阳、软坚散结。白果味甘、苦、涩,性平,有小毒,归肺、肾经,具有敛肺定喘、止带浊、缩小便的作用。此因李莲英筋脉痹痛渐减、小便仍多,为急则治其标。

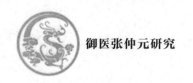

【医案2】

（光绪三十四年）五月初六日，张仲元、李德源、戴家瑜看得总管脉息左关见弦，右关滑缓。疼痛未能尽止，小便仍勤。今议用理脾缩泉之法调治。

人参六分　生于术八分　炒薏米三钱　壳砂五分研益智八分仁研　炒谷芽二钱　芡实米三钱研

引用白果五个去皮研。

巳初二刻五分煎药，无服药。

【医案3】

（光绪三十四年）五月初六日，张仲元、戴家瑜拟总管缩泉代茶饮。

益智仁六分研　芡实米二钱研　分心木二钱　白果五个去皮研

水煎代茶去渣。

巳正煎药，无服药。

五月初六日，未初二刻，照理脾缩泉之法，一剂煎药。无服药。

五月初六日酉正，照理脾缩泉之法一剂煎药。无服药。

五月初六日酉正五分，照理脾缩泉之法一剂煎药。酉正三刻服药。

　　【按语】该日汤、饮合用，健脾益气、补肾固涩之力较大。然李莲英仅服汤剂，健脾理脾为主，补肾缩尿为辅。

(五)理脾养阴,运化中州治尿频

【医案1】

(光绪三十四年)五月十一日,张仲元、李德源、戴家瑜看得总管脉息左关弦缓,右关滑缓。疼痛见减,小便尚多。今议用理脾养阴之法调治。

人参六分　生于术八分　炒薏米三钱　壳砂五分研

桑寄生二钱　兔[菟]丝饼一钱　覆盆子一钱

引用清[青]风藤二钱。

午初煎药,未初服药。

【医案2】

(光绪三十四年)五月十二日,张仲元、李德源、戴家瑜看得总管脉息左关弦缓,右关滑缓。疼痛见减,小水尚多。今议用理脾养阴之法调治。

人参六分　生于术八分　建莲肉二钱研　壳砂五分研

桑寄生二钱　兔[菟]丝饼一钱五分　覆盆子一钱五分　清[青]风藤一钱五分

引用龙眼肉五分。

午初煎药,酉初二刻服药。

【医案3】

(光绪三十四年)五月十三日,张仲元、李德源、戴家瑜看得总管脉息左关弦缓,右关滑缓。疼痛见减,小水未能如常。今议用理脾养阴之法调治。

人参六分　生于术八分　建莲肉二钱研　壳砂五分研

桑寄生二钱　兔[菟]丝饼一钱五分　覆盆子一钱五分　清[青]风藤一钱五分

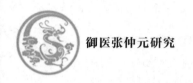

引用炒谷芽三钱。

无煎药。

【按语】近几日李莲英疼痛减轻,故减白芍、乌药、香附等缓急、行气止痛之品,治以健脾理脾、补肾固肾为主,佐用青风藤祛风湿、通经络、止疼痛。

【医案4】

(光绪三十四年)五月十三日午刻,张仲元、戴家瑜看得总管脉息左关弦缓,右关滑缓。疼痛见减,少腹微胀。今拟用益气理脾之法调治。

人参六分　生于术八分　壳砂五分研　桑寄生一钱薏米三钱炒　炒谷芽二钱　炙草四分

引用鲜青果三个研。

午初三刻煎药,午正二刻服药。

【医案5】

(光绪三十四年)五月十四日,张仲元、李德源、戴家瑜看得总管脉息左关弦缓,右关滑缓。疼痛见减,谷食欠香。今议用益气理脾之法调治。

人参六钱　生于术八分　党参一钱　壳砂五分研　薏米三钱炒　炒谷芽二钱　广皮五分　炙草四分

引用鲜青果三个研。

本方减薏米,加炒山药二钱、莲肉二钱研。

巳正三刻煎药,午正二刻服药。

总管:钩藤钩一钱,水煎洗目。

五月十五日,总管:钩藤钩三钱,水煎洗目。

【医案6】

（光绪三十四年）五月十八日，张仲元、戴家瑜看得总管脉息左关弦缓，右关滑缓。疼痛未能尽止，小水较多。今议用益气理脾之法调治。

人参六分　生于术八分　党参一钱　广砂六分盐水炒研　莲肉二钱研　山萸肉一钱　炒谷芽三钱

引用鲜青果五个去尖研。

午初煎药，午正一刻服药。

【按语】近几日以健脾益气，兼顾补肾固涩。钩藤为平肝熄风通络之品，《本草纲目》曰："钩藤，手、足厥阴药也。足厥阴主风，手厥阴主火，惊痫眩晕，皆肝风相火之病，钩藤通心包于肝木，风静火熄，则诸症自除。"十四日、十五日以之洗目，盖因李莲英有阳热上扰，现目赤等症。钩藤味甘，性微寒，归肝、心包经，具有熄风止痉、平肝清热的作用。

【医案7】

（光绪三十四年）五月十九日，张仲元、戴家瑜看得总管脉息左关弦缓，右关滑缓。疼痛未能尽止，小便较多。今议用理脾和中之法调治。

人参六分　生于术八分　莲肉二钱研　炒山药二钱　广砂六分盐水炒研　炒谷芽三钱　清[青]风藤一钱五分

引用鲜青果五个去尖研。

午初煎药，午初一刻十分服药。

【医案8】

（光绪三十四年）五月二十日，张仲元、戴家瑜看得总管脉息左关弦缓，右关滑缓。疼痛未能尽止，小便较多。今议用理脾和中之法调治。

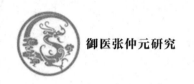

> 人参六分　生于术八分　莲肉三钱研　炒山药三钱
> 壳砂五分研　炒谷芽三钱　清[青]风藤一钱五分
> 引用鲜青果五个去尖研。
> 午初煎药,午正二刻服药。

【按语】近两日治以健脾理脾为主,以治水湿之源。因"疼痛未能尽止",故以青风藤通络止痛。

【医案9】

(光绪三十四年)六月初五日,张仲元、李德源、戴家瑜看得总管脉息左关弦缓,右关沉滑。中气稍滞,小水未能如常。今议用益气固阴之法调治。

人参八分　五味子五分　兔[菟]丝饼二钱　覆盆子一钱五分　壳砂六分研　桑螵蛸一钱盐炒　炒山药三钱　莲肉三钱研

引用花龙骨一钱煅、杭芍一钱五分炒。

午初煎药,午正一刻服药。

【医案10】

(光绪三十四年)六月初六日,张仲元、李德源、戴家瑜看得总管脉息左关弦缓,右关沉滑。中气觉滞,谷食不香,小水未能如常。今议用益气醒脾之法调治。

人参六分　生于术六分　五味子五分　兔[菟]丝饼二钱　壳砂六分研　覆盆子一钱五分　龙骨一钱煅　炒谷芽三钱

引用桑螵蛸一钱盐炒。

午初煎药,午正二刻服药。

【医案11】

(光绪三十四年)六月初七日,张仲元、李德源、戴家瑜看得总管脉息左关弦缓,右关稍滑。中气欠和,手足有时微疼,小水未能如常。今议用益气醒脾之法调治。

人参六分　生于术六分　五味子五分　[菟]丝饼二钱　壳砂六分研　覆盆子一钱五分　桑寄生一钱五分　炒谷芽三钱

引用桑螵蛸一钱盐水炒。

午初煎药,午正二刻服药。

【医案12】

(光绪三十四年)六月初八日,张仲元、李德源、戴家瑜看得总管脉息左关弦缓,右关稍滑。中气欠和,手足有时微疼,小水未能如常。今议用益气调中之法调治。

人参六分　生于术六分　五味子五分　兔[菟]丝饼二钱　壳砂六分研　覆盆子一钱五分　桑寄生一钱五分　龙骨一钱煅

引用广皮八分。

午初煎药,午正三刻服药。

【医案13】

(光绪三十四年)六月初九日,张仲元、戴家瑜看得总管脉息左关弦缓,右关滑缓。手足有时微疼,小水渐少。今议用益气和中之法调治。

人参六分　生于术六分　五味子五分　兔[菟]丝饼二钱　壳砂六分研　覆盆子一钱五分　桑寄生一钱五分　煅龙骨一钱

引用广皮六分。

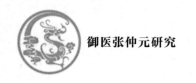

本方减龙骨二分。午初煎药,午正服药。

【医案14】

(光绪三十四年)六月十二日,张仲元、李德源、戴家瑜看得总管脉息左关弦缓,右关滑缓。小水渐少,手足微疼。今议用和中益气之法调治。

人参八分　生于术八分　五味子五分　兔[菟]丝饼二钱　壳砂六分研　覆盆子一钱五分　桑寄生一钱五分　煅龙骨八分

引用炒谷芽二钱,广皮六分。

午初煎药,午正服药。

【医案15】

(光绪三十四年)六月十三日,张仲元、李德源、戴家瑜看得总管脉息左关弦缓,右关滑缓。小水渐少,手足未能如常。今议用益气和中之法调治。

人参六分　生于术六分　五味子五分　兔[菟]丝饼二钱　壳砂六分研　覆盆子一钱五分　桑寄生一钱五分　煅龙骨八分

引用广皮六分。

午初煎药,午正三刻服药。

【按语】近九日治以补肾、固摄、缩尿为主,健脾理脾为辅。人参、白术健脾益气,寄生、菟丝子、覆盆子补肾缩尿。五味子养阴,滋肺肾之阴。砂仁温脾化湿,陈皮理气和中。张仲元组方精炼,量小效良。

【医案16】

(光绪三十四年)六月十四日,张仲元、李德源、戴家瑜看得总管脉息左关弦缓,右关滑缓。小水渐少,胃气欠和。今议用理脾和胃之法调治。

生于术六分　炒扁豆三钱　广皮六分　炒谷芽二钱菟[蒬]丝饼二钱　覆盆子一钱五分　龙骨八分煅　菊花一钱

引用鲜荷叶一角。

本方加干青果七个去尖研,减龙骨。午初煎药,午初一刻服药。

【按语】该日仍脾肾并治。方中白术、扁豆健脾祛湿。扁豆味甘、淡,性平,归脾、胃经,具有健脾和中、祛暑化湿的作用,生品擅于消暑化湿,炒后健脾止泻力强。陈皮理脾健脾。陈皮味辛、苦,性温,归脾、肺经,具有行气健脾、燥湿化痰的作用,能调理脾胃气机。谷芽和胃健脾,菟丝饼、覆盆子补肾缩尿。覆盆子味甘、酸,性微温,归肝、肾经,具有益肾固精缩尿的作用,其强肾无燥热之弊,固精无凝涩之害,生品益肾固涩作用较好。煅龙骨收敛固涩,菊花疏肝凉肝。鲜荷叶化湿和中、升发脾阳,以助和胃降气,理脾胃气机之升降。

【医案17】

(光绪三十四年)六月二十二日,张仲元、李德源、戴家瑜看得总管脉息左关弦缓,右关滑缓。时值阴雨,化湿较慢。今议用益气理脾之法调治。

党参二钱　生于术八分　扁豆三钱　炒山药三钱　莲肉三钱研　炒谷芽二钱　广皮六分　菟[蒬]丝饼二钱

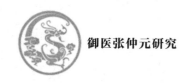

引用茅术四分。

午初煎药,午正一刻服药。

【医案 18】

(光绪三十四年)七月初五日,张仲元、李德源、戴家瑜看得总管脉息左关弦缓,右关滑缓。胃气渐和,小水渐少,稍有浮热。今议用理脾和胃之法调治。

党参二钱　生于术六分米蒸　扁豆三钱　谷芽三钱炒　莲肉三钱研　兔[菟]丝饼二钱　炒山药二钱　银花一钱五分

引用竹茹一钱五分。

午初煎药,午正二刻服药。

七月初六日,总管照原方。午初煎药,午正三刻服药。

【医案 19】

(光绪三十四年)七月十六日,张仲元、李德源看得总管脉息左关弦缓,右关滑缓。胃气渐和,小水亦少。今议用理脾和胃之法调治。

党参一钱五分　于术八分荷叶包米蒸　炒山药二钱　莲肉三钱研　谷芽二钱炒　广皮六分　兔[菟]丝饼二钱　白菊花五朵后入

引用竹茹六分。

午初煎药　午初二刻服药。

【按语】近几则医案主以健脾益气、理脾化湿,辅以补肾固摄,此既因于李莲英脾元不足、脾胃不和,又与暑热之日阴雨天气、湿气较重相关。张仲元治以健脾理脾、补肾固摄为基础,胃热者,增用鲜青果或石斛清热养阴;胃纳不佳者,增用谷芽和胃消食。

第六节　腿膝疼痛

一、诊疗特色探微

(一)经络失畅,筋脉痹阻

《素问·痹论》云:"荣者,水谷之精气也,和调于五脏,洒陈于六腑,乃能入于脉也……卫者,水谷之悍气也,其气慄疾滑利……循皮肤之中,分肉之间,熏于肓膜,散于胸腹,逆其气则病,从其气则愈,不与风寒湿气合,故不为痹。"表明荣卫不和,外感风湿之气,痹阻经络,发而为痹。其本质乃"痛者,寒气多也,有寒故痛"。《金匮要略》《诸病源候论》《严氏济生方》《医宗必读》等典籍都延续了《黄帝内经》有关痹证的理论。《严氏济生方·痹》曰:"(痹)皆因体虚,腠理空疏,受风寒湿气而成痹也。痹之为病,寒多则痛,风多则行,湿多则着。在骨则重而不举,在脉则血凝而不流,在筋则屈而不伸,在肉则不仁,在脾则逢寒急、逢热则纵,此皆随所受邪气而生证也……筋痹之为病,应乎肝,其状夜卧则惊,饮食多,小便数;脉痹之为病,应乎心,其状血脉不流,令人痿黄,心下鼓气,卒然逆喘不通,嗌干善噫;肌痹之为病,应乎脾,其状四肢懈怠,发咳呕吐;皮痹之为病,应乎肺,其状皮肤无所知觉,气奔喘满;骨痹之为病,应乎肾,其状骨重不可举,不遂而痛且胀……"李莲英有肝脾不和、中气不足、饮湿内蕴之证,

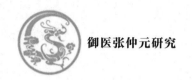

张仲元反复治以健脾和胃、理气祛湿治法。从李莲英较早脉案"经络不畅""经络未畅",光绪三十四年五月初九日"腿膝疼痛,小便尚多"等记载,可知李莲英患有经络不舒、腿膝疼痛之痼疾。结合以上医案,可知其"筋脉痹痛"之病机,当为营卫不和,风湿外袭,阻碍脾阳,精微不得输布,肌肉、筋脉失于濡养,合而为痹。

(二)急则治标,缓则治本

医案中李莲英筋脉痹痛经历了急性发作期和缓解期。光绪三十四年(1908 年)三月二十一日发病之初,李莲英筋脉疼痛较轻,或仅有肢体筋脉不舒,故张仲元治以健脾祛湿和祛风湿、通经络并重。三月二十三日至四月初三日,疼痛较重,"急则治其标",治以祛风湿、通经络、止痹痛为主,先后采用祛风除湿法、祛风和络除湿法、祛风和脉除湿法、和络祛风法治疗,辅以健脾祛湿之品。四月初四日以后,疼痛渐轻,转以益气健脾祛湿为主,先后采用益气化湿和络法、益气和络祛风法、益气和脉祛风法、益气理脾扶正祛邪法、养正除邪法、益正气通脉络法、调中和胃法等法治疗。以上诸法均以参、术、薏米、谷芽健脾祛湿以治本,同时张仲元还根据分时余邪之轻重,气滞、脉阻之有无,灵活增用黄芪、四物汤补益气血,防己、海桐皮、木瓜等祛风湿、通经络,橘皮、香附、桑叶调理肝脾,牛膝、川芎、续断等散瘀通脉等。四月二十二日,李莲英经络渐通,尚有湿热中阻,治以二陈汤化裁,调中和胃,缓急止痛。

(三)健脾和胃,调补肝肾

纵观张仲元治疗李莲英筋脉痹痛医案,祛风湿、通经络的同时,注重健脾和胃、调补肝肾是其重要的治疗特点。从脾胃论治是治疗李莲英筋脉痹痛的最大特点。如三月二十二日因"湿蓄生热，筋脉未和"，治以术、苓、薏米健脾补气、祛湿利水，以谷芽健脾消食和胃，以橘络理脾气、化痰湿。急性发作期，于祛风除湿通络之品中，佐用炒薏米健脾渗湿，并反复增谷芽和胃健脾，黄芪补气利水。随着风湿渐去，痹痛渐轻，健脾祛湿之品亦逐渐增多，先后治以党参补气健脾，白术健脾祛湿，陈皮、橘络理脾和胃，甚至加用人参益气生津、补养脾元，以助调和营卫。疼痛减轻后，张仲元更是治以人参、党参、白术、薏米、谷芽等大队补气健脾祛湿之品。以上均为张仲元从脾胃论治，疗李莲英筋脉痹痛之实例。究其因，盖脾主四肢，脾主运化，脾虚和水湿同气相感，互为因果；四肢经络、筋脉痹阻，调理脾胃乃治本之治也。《素问·至真要大论》曰："诸湿肿满，皆属于脾。"《素问·太阴阳明论》亦有"四肢皆禀气于胃，而不得至经，必因于脾，乃得禀也"之论。该案张仲元所用健脾之药，可分六类：健脾益气，党参、黄芪、山药、炙甘草是也；健脾燥湿，白术、苍术是也；健脾渗湿，炒薏米是也；健脾化湿，砂仁是也；健脾理气，陈皮、橘络是也；健脾和胃，谷芽是也。

(四)祛风通络，活血通脉

祛风湿、通经络贯穿于治疗李莲英筋脉痹痛的始终。急性期治以《伤寒全生集》防己汤化裁，风胜者加用防风，湿胜者加用泽泻、木通，筋脉挛急者加木瓜，风湿偏于上者加用羌活、葛根，偏于下者加用独活，生热者加用木通、秦艽等。随着经络渐通、痹痛渐减，转以健脾祛湿、通经调中为主，佐以羌、独、防己、秦艽、木瓜、五加皮、海桐皮等祛风湿、通经络之品，标本兼治。再细审祛风除湿、通络止痛药物之加减，则亦有祛风、除湿、通络之偏重也。

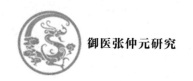

佐以活血通脉是又一重要特点。急性期先后使用川牛膝活血散瘀、分利湿邪，乳香末调服于患处助通脉止痛，川芎活血行气止痛；缓解期先后以续断通利血脉，没药散瘀止痛。佐用活血通脉之品，既通经活络，又有"祛风先活血，血行风自灭"之意。通络活血药兼顾调理肝肾是另一重要思路。如牛膝可补益肝肾，舒筋通脉；桑寄生、续断补益肝肾，兼通经活络；虎骨入肝肾而祛风通络，其健骨强筋之功位居"诸药之冠"；四月十一日方更是增用了生熟地黄、当归，以补肾养血、益精生髓。以上均为补益肝肾之治。此外，张仲元还根据李莲英气郁之有无，寒热之偏重，或以香附疏肝理气以止肝经疼痛，或以羚羊角平肝潜阳，或以桑叶疏肝气、清肝热，或以乌药温暖肝肾、行气宣通，此乃疏肝散滞之治也。

二、医案举隅

（一）益气活血祛湿，调和肝脾治痹证

【医案1】

（光绪三十四年）三月二十一日，张仲元、戴家瑜看得总管脉息左关弦缓，右寸关滑缓。脾阳郁遏，蓄湿生热，经脉未和。今议用和肝理脾之法调治。

党参一钱五分　生于术一钱五分　茯苓一钱五分　薏米四钱焦　橘络三钱　炒谷芽三钱　木瓜一钱　甘草五分生

引用鲜桑枝二钱。

本方减甘草，加炙草五分，加丝瓜络五分。午初煎药，午正三刻服药。

【医案2】

(光绪三十四年)三月二十二日,张仲元、戴家瑜看得总管脉息左关弦缓,右寸关滑缓。脾阳郁遏,蓄湿生热,经脉未和。今议用除湿和营之法调治。

生于术一钱 茯苓一钱五分 炒薏米四钱 防己一钱五分 川牛膝一钱 木通一钱 抚芎五分 橘络三钱

引用豆淋酒一两后煎。

本方加谷芽三钱炒。午初煎药,午正二刻服药。

【按语】李莲英由于年迈,久居深宫,长期脏腑失调、饮湿内蓄,日久气血不畅,经脉痹阻。张仲元御医反复治以益气、祛湿、通络等法。

近两日疗李莲英"脾阳郁遏,蓄湿生热,筋脉未和"之证,健脾益气、祛湿通络止痛并重。三月二十一日方中参、术、苓、薏米健脾祛湿,炒谷芽和胃消食,橘络理气除湿通络,木瓜、桑枝祛湿通络。木瓜性温,味酸,具有舒筋活络、化湿和中之功效,为舒筋缓急之要药。桑枝性平,味苦,具有祛风通络的作用,长于行上肢肩臂。生甘草清热、调和诸药。次日方减党参,增牛膝、木通、防己等祛湿通络、行气止痛之品,盖因李莲英筋脉疼痛加重。

【医案3】

(光绪三十四年)三月二十三日,张仲元、戴家瑜看得总管脉息左关沉弦,右寸关滑而近数。脾阳郁遏,风湿未解,筋脉痹痛。今议用祛风除湿之法调治。

防风一钱 羌活五分 威灵仙八分 川芎五分 盐柏一钱五分 防己一钱五分 粉葛一钱五分 甘草五分

引用泽泻一钱五分、炒薏米四钱。

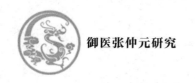

本方减威灵仙。酉初二刻十分煎药,酉正服药。

【医案4】

(光绪三十四年)三月二十五日,张仲元、戴家瑜看得总管脉息左关沉弦,右寸关滑数。脾阳郁遏,风湿未解,筋脉痹痛。今议用祛风除湿之法调治。

生黄芪一钱五分　羌活六分　葛根一钱五分　防己一钱五分　秦艽一钱五分　羚羊(角)八分　薏米四钱炒　甘草五分

引用橘络三钱、炒谷芽三钱。

酉初一刻十分煎药,酉初三刻服药。

【按语】二十三日治以防、羌、防己、威灵仙祛风除湿、通经舒络。防风味辛甘,性微温,归肺、肝、脾、膀胱经,具有祛风解表、胜湿止痛、祛风止痉的作用,善于祛肌肉、筋骨、脏腑之风,为风药之润剂,风病之要药。羌活味辛、苦,性温,归膀胱、肝、肺、肾经,具有发汗解表、祛风胜湿、止痛的作用。防己味苦、辛,性寒,归肺、脾、膀胱、肾经,具有祛风止痛、利水消肿的作用。威灵仙味辛、咸,性平,有毒,归膀胱经,具有祛风胜湿、通络止痛、逐饮消积的作用,生品擅于利湿祛痰、消诸骨咽。

防风配防己,防风为风病主药,性温且能胜湿;防己为利水止痛之品,为治湿痹要药。二者相伍,既能祛风胜湿,又能利水止痛,一散一收,相得益彰。

防风与羌活,二者均为辛温解表药,皆有祛风解表、祛风胜湿的作用。羌活气厚味薄,性浮以升,善行气分之邪,具有疏风散寒、燥湿止痛的作用,尤长于祛上半身之风寒湿邪;防风气薄性升,不缓不燥,可祛周身之风,尤以祛在外在上之力最强,为散药中润剂。羌活长于胜湿,防风以祛风为主。二药配用,既能祛风散寒,又能胜湿止痛,善治风湿在表在上者。

佐以黄柏、泽泻清利湿热。黄柏味苦,性寒,归肾、膀胱、大肠经,具有清热燥湿、滋阴降火的作用,尤以燥湿热、降阴火见长。泽泻味甘、淡性寒,归肾、膀胱经,具有利水、渗湿、泄热的作用,为利而兼清之品。川芎活血行气止痛,薏米健脾祛湿、舒筋止痛,甘草健脾益气、调和诸药。二十五日方减防、芎、柏、泽泻,增生黄芪、秦艽各一钱五分,羚羊角八分,橘络、炒谷芽各三钱,盖因下焦湿热减轻,现郁热上扰之象。

方中还佐用解表、利水之品。解表药祛风以胜湿,使湿从汗出而散邪,正如《医方考》所言"……以风药而治湿,如卑湿之地,风行其上,不终日而湿去矣";利水药渗利湿热,使湿热趋下分利。

【医案5】

(光绪三十四年)三月二十六日,张仲元、戴家瑜看得总管脉息左寸关弦而近数,右关沉滑。风湿未解,筋脉痹痛。良由脾气郁遏,风湿抟聚使然。今议用祛风和络除湿之法调治。

生黄芪一钱五分　羌活八分　独活八分　防己一钱五分　秦艽一钱五分　葛根一钱五分　薏米四钱炒　木瓜二钱

引用川牛膝二钱、羚羊(角)一钱。

酉正煎药,酉正二刻服药。

三月二十六日,张仲元、戴家瑜拟总管敷药方。

炒乳香一两。

研面,烧酒调敷患处。

【按语】 该医案中张仲元治以羌、独、葛、秦艽、防己、木瓜、川

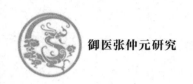

牛膝祛风除湿、通经活络,薏米、黄芪健脾祛湿,羚羊角平肝兼疗湿郁生热。以烧酒调服乳香外用,内外合治,增舒筋和络之功。

【医案6】

(光绪三十四年)三月二十八日,张仲元、戴家瑜看得总管脉息左寸关弦而近缓,右关沉滑。风湿渐解,筋脉痹痛较轻。今议用祛风和脉除湿之法调治。

生黄芪一钱五分　木瓜一钱五分　葛根一钱五分　羌活八分　炒薏米四钱　谷芽三钱炒　防己一钱五分　羚羊(角)八分

引用川牛膝一钱五分。

申正一刻十分煎药,申正三刻服药。

【医案7】

(光绪三十四年)三月二十九日,张仲元、戴家瑜看得总管脉息左关弦而近缓,右关沉滑。风湿渐解,筋脉痹痛较轻。今议用祛风和脉除湿之法调治。

生黄芪一钱五分　秦艽一钱　炒薏米四钱　羌活八分　炒谷芽三钱　防己一钱五分　羚羊(角)八分　木瓜一钱五分

引用川牛膝一钱五分、葛根一钱五分。

申正一刻五分煎药,申正二刻服药。

【医案8】

(光绪三十四年)四月初二日,张仲元、戴家瑜看得总管脉息左关弦而近缓,右关沉滑。风湿渐解,余邪未净,是以痹痛时重时轻。今议用祛风和脉除湿之法调治。

桑寄生二钱　独活一钱　防风一钱　防己一钱五分　川牛膝一钱五分　秦艽一钱　党参一钱　木瓜一钱五分

引用炒谷芽三钱、乌药一钱五分。

申正煎药，申正三刻服药。

【医案9】

（光绪三十四年）四月初三日，张仲元、戴家瑜看得总管脉息左关弦缓，右关滑缓。风湿渐解，惟痹痛未止。今用和络祛风之法调治。

桑寄生二钱、独活一钱、木瓜一钱五分、防己一钱五分、党参一钱、牛膝一钱五分、乌药一钱五分 抚芎一钱 川续断一钱五分 防风一钱 秦艽一钱

引用炒谷芽三钱。

午初煎药，未服药。

【按语】近几日李莲英筋脉疼痛渐轻，张仲元主以祛风湿、通经络，辅以健脾益气、补益肝肾，方以独活寄生汤化裁。虽细辛祛风除湿，湿以散寒，辛以开窍，然其性辛热，宫中患者多惧其毒性，故代以乌药行气，兼温暖下元。地、芍可补益肝肾，然二者滋腻之性有碍除湿通络，故亦弃之不用。

（二）化湿和络，佐加行气散瘀止痹通

【医案1】

（光绪三十四年）四月初四日，张仲元、戴家瑜看得总管脉息左关弦缓，右关滑缓。风湿渐解，惟疼痛未止，总属脾弱未能使邪尽出。今议用益气化湿和络之法调治。

党参一钱五分 黄芪一钱五分 焦于术一钱 薏米三钱炒 续断一钱五分 防己一钱五分 广皮一钱 五加皮一钱五分

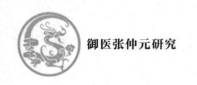

引用炒谷芽三钱。

本方加橘络一钱。午正煎药，未初一刻服药。

【医案2】

(光绪三十四年)四月初五日，张仲元、戴家瑜看得总管脉息左关弦缓，右关滑缓。风湿渐解，疼痛稍止，系属脾弱邪出未净。今议用益气化湿和络之法调治。

党参二钱　黄芪一钱五分　焦于术一钱五分　薏米四钱炒　续断一钱五分　木瓜一钱五分　广皮一钱　五加皮一钱五分

引用炒谷芽三钱。

午初煎药，午正二刻服药。

【医案3】

(光绪三十四年)四月初六日，张仲元、戴家瑜看得总管脉息左关弦缓，右关滑缓。风湿渐解，疼痛时轻时重。今议用益气化湿和络之法调治。

党参二钱　黄芪一钱五分　焦于术一钱五分　薏米四钱炒　茵陈一钱五分　海桐皮二钱　川续断一钱五分　香附一钱醋炙

引用炒谷芽三钱、虎骨一钱五分炙。

午初煎药，午正一刻服药。

【医案4】

(光绪三十四年)四月初七日，张仲元、戴家瑜看得总管脉息左关弦缓，右关滑缓。风湿未能尽解，疼痛时重时轻。今议用益气和络祛风之法调治。

人参须五分　党参二钱　焦于术一钱五分　薏米四钱炒　海桐皮二钱　广皮一钱　怀牛膝一钱五分　独活一钱

引用炒谷芽三钱、木瓜一钱五分。

午初煎药,午正二刻服药。

【医案5】

(光绪三十四年)四月初九日,张仲元、戴家瑜看得总管脉息左关弦缓,右寸关滑缓。筋脉未和,风湿未净,疼痛时重时轻。今议用益气和脉祛风之法调治。

人参须五分　党参二钱　焦于术一钱五分　薏米四钱炒　海桐皮二钱　片姜黄一钱五分　怀牛膝一钱五分　独活一钱

引用炒谷芽三钱、抚芎一钱。

午初煎药,午正三刻服药。

【按语】以上几则医案中李莲英筋脉痹痛虽有减轻,但仍时轻时重,故治以参、术、薏米等健脾益气,海桐皮、姜黄、防己等祛风除湿通络,标本兼治。海桐皮味苦、辛,性平,归肝、脾、肾经,具有祛风除湿、通络止痛、杀虫止痒、燥湿解毒的作用。姜黄味苦、辛,性温,归肝、脾经,具有活血通经、行气止痛的作用。

【医案6】

(光绪三十四年)四月十一日,张仲元、李德源看得总管脉息左关弦数,右寸关滑缓。由气弱脾湿,肝阴不足,以致四肢筋脉不和作痛,饮少小便多,总缘荣卫不和所致。今用益气理脾养肝之法调治。

党参三钱　炒于术二钱　茯苓二钱　归身一钱土炒杭芍二钱炒　生熟地各一钱砂仁拌　木瓜一钱　山药二钱炒

引用抚芎一钱。

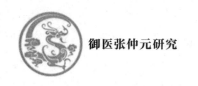

午初煎药,午正三刻服药。

四月十一日酉刻,张仲元、李德源、戴家瑜看得总管脉息左关弦而近数,右寸关滑缓。中气欠调,风湿未净。致筋脉作疼,腹中觉胀。今议用和中代茶饮调治。

广皮八分　炒谷芽三钱　焦薏米四钱　广砂四分研

水煎代茶。酉正煎药。未服药。

【医案7】

(光绪三十四年)四月十二日,张仲元、李德源、戴家瑜看得总管脉息左关弦而近数,右寸关滑缓。中气欠和,脾弱风湿筋脉作疼,小水较勤。今议用益气理脾、养正除邪之法调治。

人参须五分　党参二钱　焦于术一钱　焦薏米四钱

炒谷芽三钱　茅术五分　益智仁八分研　炒杭芍一钱五分

引用霜桑叶二钱。

午初煎药,午正二刻服药。

【按语】张仲元治疗中多顾护脾胃之本,该医案即佐加用四君子汤补气健脾化湿,同时加用薏米清利水湿,白芍柔肝养肝,益智仁温脾暖肾缩尿,标本兼治,顾护本源。

【医案8】

(光绪三十四年)四月二十日,张仲元、李德源、戴家瑜看得总管脉息左关弦缓,右寸关滑而稍数。湿热久郁,经络未畅,筋脉作疼。今议用木通一味汤调治。

木通一两

长流水煎。午初煎药,午正二刻服药。

四月二十一日,总管照原方。午初煎药,酉初一刻十分服药。

【医案9】

（光绪三十四年）四月二十二日，张仲元、李德源、戴家瑜看得总管脉息左关见缓，右关仍滑。经络湿热渐通，惟胃气欠和。今议用调中和胃之法调治。

朱茯神二钱　广皮一钱　法夏一钱　炒谷芽三钱　炒杭芍一钱五分　石斛二钱金　木瓜一钱五分　炙草五分

引用鲜青果七个研。

【按语】近几日李莲英筋脉疼痛减轻，惟脾胃虚弱，风湿邪气留恋，故主以健脾和中，佐以祛风湿、通经络。加用木瓜舒筋活络，和胃化湿，白芍、石斛养阴清热，陈皮理气和中，谷芽顾护脾胃。

第七节　肺胀气喘

一、诊疗特色探微

（一）泻肺平喘，化湿清热

张仲元治疗佛佑夫人肺胀作喘一案，先后采用了泻肝定喘化饮、泻肺清热化饮、养肺平肝化饮、补土生金降逆化饮、益气健脾养肺化痰之法、益气补土生金之法、养肺健脾化湿之法、养肺

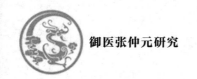

化痰之法、益阴养肺健脾之法、平胃化湿法、益气和表养肺之法、益气和营养肺之法、益气养肺之法,然诸多治法及用药皆有相同或相似之处。佛佑夫人肺胀作喘,初起应用清热平喘药,以葶苈大枣泻肺汤及泻白散为底方加减,清肺热,止咳化痰平喘为治标,后期待急症咳喘渐好,张仲元又配以培土生金之法,运用四君子汤配伍生脉饮以健脾气,养肺阴为治本,稳定期以调补气机为主,疏肝和胃,加用白芍、当归等养肝阴荣血,以平胃散为底方和胃化湿以去湿浊之证。

泻肺平喘为治疗肺胀急症之重要治法。《素问·大奇论》:"肺之壅,喘而两胠满。"《金匮要略·肺痿肺痈咳嗽上气病脉证治》:"上气喘而躁者,属肺胀,欲作风水,发汗则愈。"《诸病源候论·上气鸣息候》:"肺主于气,邪乘于肺则肺胀,胀则肺管不利,不利则气道涩,故上气喘逆,鸣息不通。"《丹溪心法·咳嗽》:"有嗽而肺胀壅遏不得眠者,难治。"《圣济总录·肺胀》:"其证气胀满,膨膨而咳喘。"《寿世保元·痰喘》:"肺胀喘满,膈高气急,两胁煽动,陷下作坑,两鼻窍张,闷乱嗽渴,声嗄不鸣,痰涎壅塞……"以上都说明了肺胀急性期病情较为危重,需要尽快泻肺平喘以治其急。古代亦有多种对于治疗的描述。《证治汇补·咳嗽》:"肺胀者,动则喘满,气急息重,或左或右,不得眠者是也。如痰夹瘀血碍气,宜养血以流动乎气,降火以清利其痰,用四物汤加桃仁、枳壳、陈皮、瓜蒌、竹沥。又风寒郁于肺中,不得发越,喘嗽胀闷者,宜发汗以祛邪,利肺以顺气,用麻黄越婢加半夏汤。有停水不化,肺气不得下降者,其症水入即吐,宜四苓散加葶苈、桔梗、桑皮、石膏。有肾虚水枯,肺金不敢下降而胀者,其症干咳烦冤,宜六味丸加麦冬、五味。"葶苈大枣泻肺汤可泻肺去痰,利水平喘。方中葶苈子入肺泻气,开结利水,使肺气通利,痰水俱下,则喘可平,肿可退;但又恐其性猛力峻,故佐以大枣之甘温安中而缓和药力,使驱邪而不伤正。配伍泻白散增加清肺热之力,泻白散清泻肺热,止咳平喘。肺气失宣,火热郁结于肺所致,治疗以清泻肺热,止咳平喘为主。方中肺气失宣,故见喘咳;肺合皮毛,肺热外蒸于皮毛,故皮肤蒸热(轻按觉热,久按若无,由热伏阴分所致)。方中桑白皮甘寒性降,专入肺经,清泻肺热,止咳平喘,为君药。地骨皮甘寒,清降肺中伏火,为臣药。甘草养胃和中,为佐使药。张仲元以上述两方为地方清肺止咳平喘,使佛佑妇人咳喘明显减轻,也是其治疗特点之一。

(二)培土生金,脾肺两调

培土生金是治疗肺胀平稳期之根本治法。培土生金又称补脾益肺。土指脾,金指肺,是一种以五行相生理论,用具有补脾益气作用的药物来补益肺气的方法。脾虚不能转输,肾虚不能蒸化,痰浊愈益潴留,喘咳持续难已。久延阳虚阴盛,气不化津,痰从阴化为饮为水,饮留上焦,迫肺则咳逆上气,凌心则心悸气短;痰湿困于中焦,则纳减呕恶,脘腹胀满,便溏;饮溢肌肤则为水肿尿少;饮停胸胁、腹部而为悬饮、水臌之类。痰浊潴肺,病久势深,肺虚不能治理调节心血的运行,"心主"营运过劳,心气、心阳虚衰,无力推动血脉,则血行涩滞,可见心动悸,脉结代,唇、舌、甲床紫绀,颈脉动甚。肺脾气虚,气不摄血,可致咳血、吐血、便血等。所以五脏之间,在病理因素方面是相互影响的。张仲元在治疗肺胀后期过程中非常重视健脾以祛生痰之源,运用四君子汤为主方,四君子汤,为补益剂,具有补气、益气健脾之功效,主治脾胃气虚证。本证多由脾胃气虚、运化乏力所致,治疗以益气健脾为主。脾胃为后天之本,气血生化之源,脾胃气虚,

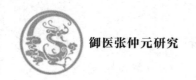

受纳与健运乏力,则饮食减少;湿浊内生,脾胃运化不利,故大便溏薄;脾主肌肉,脾胃气虚,四肢肌肉无所禀受,故四肢乏力;气血生化不足,不能上荣于面,故见面色萎白;脾为肺之母,脾胃一虚,肺气先绝,故见气短、语声低微;舌淡苔白,脉虚弱均为气虚之象。正如《医方考》所说:"夫面色萎白,则望之而知其气虚矣;言语轻微,则闻之而知其气虚矣;四肢无力,则问之而知其气虚矣;脉来虚弱,则切之而知其气虚矣。"方中人参为君,甘温益气,健脾养胃;臣以苦温之白术,健脾燥湿,加强益气助运之力;佐以甘淡茯苓,健脾渗湿,苓术相配,则健脾祛湿之功益著;使以炙甘草,益气和中,调和诸药,四药配伍,共奏益气健脾之功。张仲元在四君子汤健脾益气基础上,同时配以生脉饮以养肺伤之阴,肺胀后期,肺阴必有损伤,所以培土同时不忘补益肺阴,方中参类补肺气,益气生津,为君药;麦门冬养阴清肺而生津,为臣药;五味子敛肺止咳、止汗,为佐药,三味药合用,共成补肺益气、养阴生津之功。张仲元脾肺同调,使脾健肺安,咳喘自止。

(三)疏肝养肝,气畅痰消

疏肝养肝是张仲元治疗肺胀疾病过程中一重要特点。病理因素主要为痰浊、水饮与血瘀互为影响,兼见同病。痰的产生,病初由肺气郁滞,脾失健运,津液不归正化而成,渐因肺虚不能化津,脾虚不能转输,肾虚不能蒸化,痰浊愈益潴留,喘咳持续难已。肺胀的病理产物的形成都和气机失调密切相关,肝脏是一身气机调和之主,肝气失和,则痰浊水瘀难化,所以张仲元在治疗过程中稍酌加养肝调肝之品,如当归、白芍等,既养肝体阴,又条达肝气,使气机条达,痰湿水饮通路得调顺。

二、医案举隅

(一)气逆饮停,泻肝定喘化饮调治肺脏

【医案1】

　　(光绪三十年)二月二十日,张仲元诊得佛佑夫人脉息左寸关弦涩,右寸关滑数。系肝气冲逆,胃蓄湿饮,肺胀作喘之症。以致喘不能卧,头摇汗出,胸堵气促,唇赤目直,口渴舌干,不思饮食,症势重险。今勉用泻肝定喘化饮之法调治。

　　葶苈三钱　生桑皮四钱　地骨皮三钱　茯苓五钱　泽泻三钱　醋青皮三钱　瓜蒌仁五钱研　槟榔三钱　枳实三钱　甘草一钱　生石膏五钱研

　　引用细辛七分、大枣肉十个。

　　【按语】佛佑夫人肺胀作喘为肝气冲逆,胃蓄湿饮而致,张仲元运用泻肝定喘化饮治法治疗。方中先用生石膏、桑白皮、地骨皮、葶苈子泻肺热平喘以改善症状。葶苈子味辛、苦,性寒,入肺、膀胱、大肠经,辛散开壅,苦寒沉降,能肃降肺气,泻肺气壅滞而祛平喘。桑白皮味甘、辛,性寒,入肺经,善走肺中气分,能清肺热,泻肺火,散瘀血,清痰止嗽,下气平喘。地骨皮味甘、淡,性寒,入肺、肾经,入于肺,以清肺降火。桑白皮与地骨皮合用,桑白皮以清气分之邪为主,地骨皮以清血分之邪为要,一气一血,气血双清,清肺热、泻肺火、散瘀血、泻肺气、祛痰嗽、平喘逆的力量增强。生石膏味辛、甘,性大寒,入肺、胃经,质重气浮,入于肺经,既能清泻肺热而平喘,又能清热泻

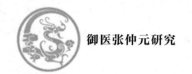

火,清泄气分实热。

再用茯苓、泽泻健脾渗湿,一平生痰之源,二使痰湿有路可去。茯苓味甘,性平,入心、肺、脾、胃、肾经,甘淡而平,甘则能补,淡则能渗,既能扶正,又能祛邪,功专益心脾、利水湿,且补而不峻,利而不猛,为健脾渗湿要药。泽泻味甘,性寒,入肾、膀胱经,利水,渗湿,泄热,渗湿热,行痰饮。大枣味甘,性平,入脾、胃、心、肝经,质润性缓,善补脾胃、润心肺、调营卫、生津液、补阴血、缓和药性。

然后用青皮疏肝气,瓜蒌仁、槟榔行气导滞,"肺与大肠相表里",在泻肺热的同时,保持肠道通畅,气机通利。醋青皮味苦、辛,性温,归肝、胆、胃经,有疏肝破气、消积化滞之功。瓜蒌仁味甘、微苦,性寒,归肺、胃、大肠经,具有清热化痰、宽胸散结之功。槟榔具有破积、降气行滞、行水化湿之功。枳实味苦、辛、酸,性温,归脾、胃、大肠经,具有行气导滞之功。细辛味辛,性温,归心、肺、肾经,具有解表散寒、祛风止痛、通窍、温肺化饮之功,在众多寒性药物中可以佐制寒性,化肺中之饮。

组方中包含葶苈大枣泻肺汤及泻白散。大枣甘缓补中,补脾养心,缓和药性;葶苈子苦寒沉降,泻肺气而利水,祛痰定喘。二药伍用,以大枣之甘缓,挽葶苈子性急泻肺下降之热,防其泻痢太过,共奏泻痰行水、下气平喘之功。

【医案2】

（光绪三十年）二月二十一日,张仲元诊得佛佑夫人脉息左寸关弦涩,右寸关滑数。喘嗽渐好。惟肝气冲逆,痰饮尚盛。以致夜不能卧,烦急汗出,唇紫舌干,口渴思凉,胸堵气促,不能饮食,症势仍属重险。今用泻肺清热化饮之法竭力调治。

葶苈三钱　生桑皮三钱　地骨皮五钱　茯苓五钱　泽泻三钱　枳实二钱　生石膏五钱研　瓜蒌仁三钱研

引用大枣肉十个、细辛七分。

【医案3】

（光绪三十四年）二月二十二日，张仲元诊得佛佑夫人脉息左寸关弦涩，右寸关滑数。喘嗽渐好，夜寐较安。惟久喘伤肺，肝气冲逆，痰饮尚盛。以致胸堵气促，时作咳逆，口渴思凉，烦躁汗出，谷食不多，身肢疲倦。症势虽然见轻，仍属重险。今用照原方加减竭力调治。

葶苈三钱　生桑皮三钱　地骨皮四钱　紫菀三钱　白前三钱　茯苓三钱　泽泻三钱　生石膏六钱研　猪苓三钱　枳实二钱

引用大枣肉十个、细辛七分。

【按语】 两日后佛佑夫人喘及咳嗽渐好，但出现胸堵气促，时作咳逆，口渴思凉，烦躁汗出，谷食不多，身肢疲倦，证属惟久喘伤肺，肝气冲逆，痰饮尚盛。张仲元增加地骨皮、生石膏，减少桑白皮，仍以葶苈大枣泻肺汤及泻白散为底方并加重生石膏的用量以清肺热平喘，增加猪苓、紫菀、白前以加强渗湿止咳平喘作用。猪苓味甘、淡，性平，归心、脾、胃、肺、肾经，具有利水渗湿的作用。紫菀味苦，性温，具有温肺、下气、消痰、止咳的作用。白前味辛、苦，性微温，归肺经，具有降气、消痰、止咳的作用。白前配紫菀二者均具有质地柔润、温而不燥的特点，皆具有降气化痰、止咳平喘的作用，相须为用，其作用加强。

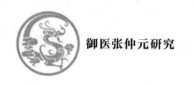

(二)培土生金,平肝化饮以平喘气逆

【医案1】

(光绪三十四年)二月二十三日,张仲元诊得佛佑夫人养肺平肝化饮之法。

云茯苓四钱　款冬花三钱　百合三钱　百部三钱　泽泻三钱　生杭芍三钱　炒白术二钱　石膏四钱　白前二钱　猪苓三钱

引用桂枝八分。

【医案2】

(光绪三十四年)二月二十四日,张仲元诊得佛佑夫人脉息左寸关弦涩,右寸关滑数。烦躁口渴渐好。惟久嗽伤肺,气逆脾弱,痰饮尚盛。以致胸堵气促,时作咳嗽,声音发哑,谷食不多,气体觉弱。今用补土生金降逆化饮之法调治。

云苓五钱　炒白术二钱　款冬花三钱　紫菀三钱　葶苈一钱　桑皮二钱生　地骨皮二钱　南百合一钱　细辛五分　甘草一钱

引用大枣七个、干姜六分。

【按语】近日佛佑夫人咳喘渐好,痰饮尚盛,调方以补土生金之法。在葶苈大枣泻肺汤及泻白散基础上,酌加云苓、炒白术等健脾化痰利湿药物。金为土之子,肺为脾之子,培土生金为运用补脾化痰的治疗改善肺部咳喘症状的治法。

【医案3】

（光绪三十四年）二月二十五日，张仲元诊得佛佑夫人脉息左寸关弦涩，右寸关沉滑，数象渐缓。烦躁稍安，气喘觉好。惟久嗽伤肺，肝旺脾弱，蓄湿生痰。以致时作咳嗽，顿引胁间板胀，声音发亚（哑），中空气弱，谷食不多，气体觉软。今用益气健脾养肺化痰之法调治。

党参二钱　云苓五钱　生于术二钱　款冬花三钱　紫菀三钱　桑皮三钱炙　杭芍三钱炒　细生地三钱　全当归三钱　苏子一钱五分炒研

引用麻黄炭一钱。

【医案4】

（光绪三十四年）二月二十六日，张仲元诊得佛佑夫人脉息左寸关弦涩，右寸关沉滑。喘息见好，烦躁亦安。惟脾元壮肝气尚逆，蓄湿生痰。以致时作咳嗽，声音发哑，中空胁胀，唾吐白沫，谷食不多，气体软倦。今用益气健脾养肺化痰之法调治。

党参二钱　云苓五钱　生于术二钱　款冬花三钱　紫菀三钱　当归三钱　杭芍三钱炒　细生地三钱　炙桑皮三钱　阿胶二钱炒

引用麻黄炭一钱、苏子一钱五分炒研。

【医案5】

（光绪三十四年）二月二十七日，张仲元诊得佛佑夫人照原方加减。

党参三钱　云苓五钱　生于术二钱　当归三钱　阿胶二钱炒　紫菀三钱　款冬花三钱　桑皮三钱炙　大熟地三钱　炒杭芍三钱

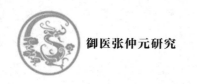

引用麻黄炭八分、苏子一钱五分炒研。

【医案6】

（光绪三十四年）二月二十八日，张仲元诊得佛佑夫人左寸关弦涩，右寸关滑数象已退。精神稍好，谷食渐思，喘嗽均见轻减。惟中空气短，有时咳嗽，顿引两胁板胀，声音仍哑，身肢软倦。良由久嗽耗伤气血，肝旺脾弱不能生金使然。今用益气补土生金之法调治。

党参二钱　云茯苓五钱　生于术二钱　麦冬三钱　当归三钱　杭芍三钱生　细生地四钱　五味子五分　炒阿胶二钱　桑皮蜜三钱

引用麻黄炭六分。

【按语】 咳嗽后期，佛佑夫人咳喘渐好，但出现纳食欠佳，倦怠乏力，两胁板胀等症，证属由久嗽耗伤气血，肝旺脾弱不能生金，故张仲元改用益气健脾养肺化痰之法，以四君子汤为基础健脾益气化痰，生地、麦冬、五味子敛养肺阴，益生肺津，当归、杭芍、炒阿胶以益肝养血。

生地味甘、淡，性寒，归肝、肾经，具有清热凉血、养阴清热的作用，生品长于滋阴清热。麦冬味甘、微苦，性微寒，归心、肺、胃经，具有清热养心、养阴润肺的作用，生品擅于养阴生津润肺。五味子味酸，性温，归肺、心、肾经，具有敛肺补肾、涩精止泻、敛汗生津的作用。

【医案7】

（光绪三十四年）二月二十九日，张仲元诊得佛佑夫人脉息左寸关弦涩，右寸关沉滑。谷食渐香，夜寐安适。惟气血未复，脾肺尚弱。以致中空气短，有时咳嗽，顿引两胁板胀，动则气促，口中觉干，肢体力弱。今用养肺健脾化湿之法调治。

西洋参二钱　带心麦冬三钱　五味子五分　云苓四钱
生薏米三钱　细生地四钱　生杭芍三钱　款冬花三钱　桑
皮三钱炙　生甘草一钱

引用秋梨半个切碎。

【医案8】

(光绪三十四年)二月三十日,张仲元诊得佛佑夫人脉
息左寸关弦涩,右寸关沉滑。精神觉爽,谷食略增,喘嗽均
见轻减。惟脾肺尚弱,气血未复。以致中空气短,有时咳
嗽,口干音哑,两胁板胀,形体尚瘦,身肢力软。今用养肺健
脾化湿之法。

西洋参二钱　带心麦冬三钱　五味子六分　云苓四钱
生薏米三钱　细生地四钱　生杭芍三钱　款冬花三钱　百
合三钱　生甘草一钱

引用秋梨半个切碎。

【按语】调理中,佛佑夫人谷食渐香,夜寐安适,惟气血未复,脾
肺尚弱。张仲元应用养肺健脾化湿之法,在四君子汤配以麦冬、五
味子等养肺阴药基础上,加用生薏米以健脾化湿,以治生痰之源。

【医案9】

(光绪三十四年)三月初二日,张仲元诊得佛佑夫人左
寸关弦涩,右寸关沉滑。精神清爽,夜适,形容觉润。惟有
时咳嗽,顿引两胁胀满,口干无津,动转气短。总由气血未
复,脾弱不能生金所致。今用照原方加减调治。

西洋参二钱　带心麦冬三钱　五味子六分　云苓四钱
橘红一钱老树　细生地四钱　生杭芍三钱　款冬花三钱
百合三钱　甘草一钱

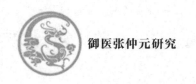

引用秋梨半个切碎。

【医案 10】

(光绪三十四年)三月初三日,张仲元诊得佛佑夫人脉息左寸沉弦,涩象渐缓,右寸关沉滑。谷食渐增,夜寐安过,喘嗽大见轻减。惟气血未复,脾土尚弱。以致有时咳嗽,两胁胀满,日间步履仍觉腿酸气短。今用益气养肺健脾之法调治。

西洋参二钱　沙参三钱　五味子六分　云苓五钱　细生地三钱　杭芍三钱炒　款冬花三钱　百合三钱　橘红一钱　麦冬三钱

引用小枣肉七个。

【医案 11】

(光绪三十四年)三月初四日,张仲元诊得佛佑夫人脉息左寸关沉弦,涩象渐缓,右寸关沉滑。精神清爽,谷食觉香。惟肺气尚弱,气血未复,脾元化湿较慢。以致有时咳嗽,动转气促,唾吐痰涎,声音微哑。今用照原方加减调治。

西洋参二钱　麦冬三钱　五味子六分　款冬花三钱　橘红一钱老树　细生地四钱　杭芍三钱炒　全当归二钱　云茯苓四钱　桑皮三钱炙

引用梨半个切碎。

【按语】后期佛佑夫人谷食渐增,夜寐安过,喘嗽大见轻减。惟气血未复,脾土尚弱,张仲元应用益气养肺健脾之法,加用橘红以加强化痰之力。橘红味辛、苦,性温,归肺、脾经,有散寒、燥湿、利气、消痰之功,加在健脾养阴药中,可助化痰祛湿。引用秋梨,有生津润燥、清热化痰之效,张仲元在咳嗽后期多加秋梨,食疗配以药疗,得到甚效。

【医案12】

（光绪三十四年）三月初五日，张仲元诊得佛佑夫人脉息左寸关沉弦，涩象渐缓，右寸关沉滑。精神清爽，谷食觉香。惟肺气尚浊，脾元化湿较慢。以致时作咳嗽，夜寐欠实，动转气短，声音微哑。今用养肺化痰之法调治。

云苓三钱　五味子五分　麦冬三钱　瓜蒌仁三钱　杭芍三钱生　款冬花三钱　紫菀三钱　生桑皮三钱　石膏四钱生　橘红一钱

引用麻黄炭五分。

【医案13】

（光绪三十四年）三月初七日，张仲元诊得佛佑夫人脉息左寸关沉弦而微涩，右寸关沉滑。精神清爽，眠食均好。惟脾肺尚弱，气血未复。以致有时咳嗽，声音微哑，咯痰不爽，胁肋觉胀，腿膝力软。今用益阴养肺健脾之法调治。

西洋参二钱　麦冬三钱　五味子八分　知母二钱　炒阿胶二钱　小生地五钱　杭芍三钱生　紫菀三钱　生桑皮三钱　生甘草一钱

引用秋梨一个切碎。

【医案14】

（光绪三十四年）三月初八日，张仲元诊得佛佑夫人脉息左寸关沉弦微涩，右寸关沉滑。喘嗽均见轻，夜寐亦安。惟脾肺尚弱，胃蓄食水，肠胃气道欠调。以致腹中凝坠微疼，大便不调，动转气促，有时咳嗽。今用平胃化湿饮调治。

赤苓五钱　炒白术三钱　陈皮三钱　厚朴二钱炙　猪苓三钱　泽泻三钱　炒苍术二钱　桂枝一钱五分　甘草一钱，引用大腹皮三钱。

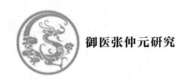

【医案 15】

（光绪三十四年）三月初九日，张仲元诊得佛佑夫人脉息左寸关沉弦，涩象已减，右寸关沉滑。音哑渐好，夜寐安适。惟脾肺尚弱，肠胃蓄滞未调。以致腹中尚觉微疼，有时咳嗽，动转气短。今用平胃化湿养肺之法调治。

赤苓五钱　炒白术三钱　炒苍术二钱　陈皮三钱　猪苓三钱　泽泻三钱　款冬花三钱　姜厚朴三钱　桂枝一钱五分　甘草一钱

引用生姜三片、小枣七个。

【按语】此五日，佛佑夫人咳嗽减轻，惟脾肺尚弱，胃蓄食水，肠胃气道欠调。张仲元治以平胃化湿法，运用平胃散加减燥湿运脾，行气和胃。本方为治疗湿滞脾胃的基础方。脾为太阴湿土，居中州而主运化，其性喜燥恶湿，湿邪滞于中焦，则脾运不健，且气机受阻，故见脘腹胀满、食少无味；胃失和降，上逆而为呕吐恶心、嗳气吞酸；湿为阴邪，其性重着黏腻，故为肢体沉重、怠惰嗜卧。湿邪中阻，下注肠道，则为泄泻。治当燥湿运脾为主，兼以行气和胃，使气行则湿化。方中以苍术为君药，以其辛香苦温，入中焦能燥湿健脾，使湿去则脾运有权，脾健则湿邪得化。湿邪阻碍气机，且气行则湿化，故方中臣以厚朴，本品芳化苦燥，长于行气除满，且可化湿。与苍术相伍，行气以除湿，燥湿以运脾，使滞气得行，湿浊得去。陈皮为佐，理气和胃，燥湿醒脾，以助苍术、厚朴之力。使以甘草，调和诸药，且能益气健脾和中。煎加姜、枣，以生姜温散水湿且能和胃降逆，大枣补脾益气以襄助甘草培土制水之功，姜、枣相合尚能调和脾胃。

【医案16】

（光绪三十四年）三月初十日,张仲元诊得佛佑夫人脉息左寸关沉弦,右寸关滑而近缓。喘嗽均见轻减,眠食尚好,肠胃亦调。惟气血未复,脾肺尚弱,有时咳嗽,表虚自汗,动转气短,腿膝尚觉无力。今用益气和表养肺之法调治。

生黄耆[芪]三钱　防风二钱　桂枝八分　杭芍三钱生款冬花三钱　全当归三钱　炒白术三钱　百合三钱　生甘草一钱

引用小枣肉七个。

【医案17】

（光绪三十四年）三月十一日,张仲元诊得佛佑夫人脉息左寸关沉弦,右寸关滑缓。精神清爽,眠食均佳。惟气体尚弱,脾元化湿较慢。表虚自汗,自(有)时咳嗽,动转气短。今用益气和营养肺之法调治。

生黄耆[芪]四钱　防风二钱　桂枝八分　五味子八分黑附片五分　全当归三钱　杭芍三钱生　百合三钱　炒白术三钱　款冬花三钱

引用小枣肉七个。

【医案18】

（光绪三十四年）三月十二日,张仲元诊得佛佑夫人脉息左寸关沉弦,右寸关缓滑。喘息已,眠食均佳。惟脾肺尚弱,有时咳嗽,表虚自汗,腿膝力软。今用益气和营养肺之法调治。

生黄耆[芪]三钱　防风二钱　桂枝八分　五味子八分麦冬四钱　全当归三钱　杭芍三钱生　百合三钱　款冬花三钱　甘草一钱

引用小枣肉五个。

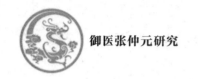

【按语】后两日佛佑夫人喘息已痊愈,眠食均佳,惟脾肺尚弱,有时咳嗽,表虚自汗,腿膝力软,证属肺虚卫外不固。张仲元治以益气和营养肺之法,运用玉屏风散为底方加减,益气固表止汗。方中黄芪甘温,内补脾肺之气,外可固表止汗,为君药;白术健脾益气,助黄芪以加强益气固表之功,为臣药;佐以防风走表而散风邪,合黄芪、白术以益气祛邪,且黄芪得防风,固表而不致留邪,防风得黄芪,祛邪而不伤正,有补中寓疏、散中寓补之意。张仲元在三月十二日治疗中没有用白术,取黄芪、防风固表,桂枝、白芍调和营卫,麦冬、五味子以养阴,款冬花止咳化痰。

【医案 19】

(光绪三十四年)三月十三日,张仲元诊得佛佑夫人脉息左寸关沉弦,右寸关滑缓。表虚自汗见好,眠食均佳。惟脾肺尚弱,食后消化觉慢,有时咳嗽,腿膝力软。今用益气养肺健脾之法调治。

生黄者[芪]三钱　五味子八分　桂枝八分　麦冬三钱
款冬花三钱　全当归三钱　生杭芍三钱　百合三钱　陈皮一钱　生甘草一钱

引用生薏米三钱。

【医案 20】

(光绪三十四年)三月十四日,张仲元诊得佛佑夫人脉息左寸关沉弦,右寸关滑缓。表虚自汗见好,眠食均佳。惟脾肺尚弱,有时咳嗽,日间步履尚觉腿膝力软。今用益气养肺之法调治。

生黄者[芪]三钱　　五味子八分　　麦冬三钱　　桂枝八分

陈皮一钱　　全当归三钱　　生杭芍三钱　　百合三钱　　冬花三

钱　　谷芽三钱炒

引用薏米三钱。

【医案 21】

（光绪三十四年）三月十六日，张仲元诊得佛佑夫人脉

息左寸关沉弦，右寸关滑缓。气血渐复，眠食均佳。惟脾肺

稍弱，有时咳嗽，谷食虽香，消化尚慢。今用益气养肺之法

调治。

西洋参二钱　　五味子八分　　麦冬三钱　　生薏米三钱

炒谷芽三钱　　小生地五钱　　生杭芍三钱　　百合三钱　　款冬

花三钱　　生甘草一钱

引用小枣肉三个。

【按语】 近四日佛佑夫人表虚自汗见好，眠食均佳，惟脾肺尚

弱，张仲元应用益气养肺之法，加用炒谷芽以健脾消食。此医案

类似肺痈险症，初起即用葶苈大枣泻肺汤、泻白散合方加味，泻

肺定喘，待病势稍挫，即以益气健脾养肺化痰为主，除用紫菀、冬

花、桑皮、苏子清肺祛痰外，参以四君、生脉益气健脾养阴，此亦

培土生金，益气生津之妙法。观此知治险症有识有胆，有规有

章，是最紧要处。

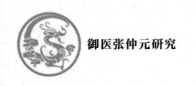

第八节　两肋抽搐,筋惕肉瞤

一、诊疗特色探微

（一）阴伤痰饮,筋肉失养

筋惕肉瞤为证名,即体表筋肉不自主地惕然瘛动,出自《伤寒论·太阳病脉证并治》。每因过汗伤阳,津血耗损、筋肉失养所致。成无己认为此证"必待发汗过多亡阳,则有之矣……发汗过多,津液枯少,阳气太虚,筋肉失养,故惕惕然而跳,瞤瞤然而动也"（见《伤寒明理论》卷三）。过汗阳虚者,用真武汤;因于血虚者,以四物汤加减。此症多发于瑾贵人,故御医张仲元始终以四物养血而柔肝,赭石钩柴平肝疏肝,参以化饮通络之药为方。治血即是治风,疏肝即可定痛,是治此证之要着。

（二）疏肝养肝,养血柔筋

瑾贵人身居宫中,忧思日久,肝脾失和,此案责之在肝,肝阴不足,不能荣筋则有抽搐筋惕之证,肝阴不足,则胁肋窜通,肝气郁结,日久脾虚痰热内蕴,痰饮内蓄于脾胃,故出现谷食不香、胸满等症。故御医张仲元始终以疏肝养肝、养血柔筋之法,运用四物养血而柔肝,赭石钩柴平肝疏肝,参以化饮通络之药为方。治血即是治风,疏肝即可定痛,是治此证之要着。

疏肝是治疗抽搐筋剔之本法。肝位于右胁,肝主疏泄,又主藏血,在体为筋,开窍于目,其华在爪。肝主疏泄,其反映了肝为刚脏,主升、主动的生理特点,是调畅全身气机,推动血和津液运行的一个重要环节。肝疏泄功能减退,则气的升发就显现不足,气机的疏通和畅达就会受到阻碍,从而形成气机不畅、气机郁结的病理变化,出现胸胁胀痛。肝的升发太过,则气的升发就显现过亢,气的下降就不及,从而形成肝气上逆的病理变化,出现头目胀痛、头晕等症。所以张仲元在治疗瑾贵人抽搐筋剔夹杂他证时,重视疏肝调气的治疗,会运用香附、郁金、枳壳等药物。枳壳味辛、苦,性微温,入脾、胃经。本品辛散苦降,善走脾胃气分,功专下气开胸、利肺开胃、行气消胀、宽胸快膈。郁金味辛、苦,性微寒,入心、肺、肝、胆经。本品体轻气窜,其气先上行而微下达,入于气分以行气解郁,达于血分以凉血破瘀,故为疏肝解郁、行气消胀、祛瘀止痛之要药。枳壳行气消胀,宽胸快膈;郁金行气解郁,祛瘀止痛,凉血清心。枳壳行于气分,以理气消胀为主;郁金既入气分,又走血分,以行气解郁、凉血散瘀为要。枳壳与郁金相伍一气一血,气血并治,行气活血、解郁止痛的力量增强。

养肝是治疗抽搐筋剔的重要方法。肝藏血的生理功能,主要体现于肝内必须储存一定的血量,以制约肝的阳气升腾,勿使过亢,以维护肝的疏泄功能,使之冲和条达。《素问·五脏生成篇》说:“诸筋者,皆属于节。”筋和肌肉的收缩和伸张,都和肝有关。如果肝藏血的功能失常,不仅会引起血虚或出血,而且也能引起机体许多部分的血液濡养不足的病变。如不能濡养于筋,则筋脉拘急,肢体麻木等。所以《素问·五脏生成篇》曰:“肝受血而能视,足受血而能步,掌受血而能握,指受血而能摄。”所以张仲元治疗筋惕肉瞤等症,重视养肝血,方用四物汤加减为之。

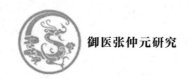

四物汤：《太平惠民和剂局方》四物汤是一首养血活血之方，其药物组成为熟地 12 g，当归 10 g，白芍 12 g，川芎 8 g。用法：水煎服。四物汤被誉为"妇科第一方"，是补血方剂之首。《仙授理伤续断秘方》曰："凡伤重，肠内有瘀血者用此，白芍药、当归、熟地黄、川芎各等分，每服三钱，水一盏半。"张山雷曰："本方实从《金匮要略》胶艾汤而来，即以原方去阿胶、艾叶、甘草三味。"（《沈氏妇科辑要笺正·卷下》）仲景胶艾汤本为治疗妇人冲任虚损，阴血不能内守而致的多种出血证而设，蔺氏减去其中暖宫调经，养血止血之阿胶、艾叶和甘草，将生地易为熟地、芍药定为白芍，保留原方之当归、川芎，并名之以"四物汤"，从而使养血止血、调经安胎之方变为治疗伤科血虚血滞证候之剂。《太平惠民和剂局方·卷九》谓："当归（去芦，酒浸，炒）、川芎、白芍药、熟干地黄（酒洒蒸），各等分。"配方特点：补血配活血，动静相伍，补调结合，补血而不滞血，行血而不伤血。张仲元用药中去滋腻之熟地，加养阴之生地，去风药川芎，加郁金、香附以疏肝解郁，在补肝阴体之上疏肝之用。

（三）祛风化痰，燥湿理气

祛风化痰为治疗抽搐之另一重要治法。《素问·至真要大论》云："诸风掉眩，皆属于肝。"瑾贵人长期宫中生存，忧思烦劳，肝气郁结，气机失调，脾虚生痰，肝阴不足，肝风内动，出现身体抽搐、筋惕肉瞤等症，张仲元在治疗过程中，会加用僵蚕、二陈汤等祛风化痰。僵蚕祛风止痉，二陈汤燥湿化痰，理气和中。方中半夏辛温性燥，善能燥湿化痰，且又和胃降逆，为君药。橘红为臣，既可理气行滞，又能燥湿化痰。君臣相配，寓意有二：一为等量合用，不仅相辅相成，增强燥湿化痰之力，而且体现治痰先理气,气顺则痰消之意;二为半夏、橘红皆以陈久者良,而无过燥之弊,故方名"二陈"。此为本方燥湿化痰的基本结构。佐以茯苓健脾渗湿,渗湿以助化痰之力,健脾以杜生痰之源。鉴于橘红、茯苓是针对痰因气滞和生痰之源而设,故二药为祛痰剂中理气化痰、健脾渗湿的常用组合。以甘草为佐使,健脾和中,调和诸药。

二、医案举隅

(一)左胁跳动,四物汤养肝柔筋

【医案1】

　　(光绪二十一年)十一月初一日,张仲元请得瑾贵人脉息左关弦数,右寸关沉滑而数。后半夜抽搐稍止,神识见清,气道渐畅。惟痰热未清,饮滞尚盛。以致仍觉胸满,左胁跳动,稍有串[窜]疼,牵引腿膝酸麻。有时筋惕肉颤,谷食不香,身肢酸痛。今用照原方加减调理。

　　当归身四钱　　次生地六钱　　生杭芍三钱　　炒僵蚕三钱　　炙香附三钱　　川郁金三钱研　　炒枳壳三钱　　焦山查[楂]三钱　　朱茯神五钱　　广橘红二钱　　煅赭石三钱　　生甘草一钱　　　　引秦艽二钱。

【按语】张仲元请脉,查的瑾贵人左胁跳动,疼痛,筋惕肉颤,认为病机为痰热饮滞于内,肝阴不足,方用四物汤加疏肝和胃化湿之药。张仲元用药中去滋腻之熟地,加养阴之生地,去风药川芎,加郁金、香附以疏肝解郁,在补肝阴体之上疏肝之用。枳壳

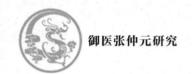

味辛、苦,性微温,入脾、胃经。本品辛散苦降,善走脾胃气分,功专下气开胸、利肺开胃、行气消胀、宽胸快膈。郁金味辛、苦,性微寒,入心、肺、肝、胆经。本品体轻气窜,其气先上行而微下达,入于气分以行气解郁,达于血分以凉血破瘀,故为疏肝解郁、行气消胀、祛瘀止痛之要药。枳壳行气消胀,宽胸快膈;郁金行气解郁,祛瘀止痛,凉血清心。枳壳行于气分,以理气消胀为主;郁金既入气分,又走血分,以行气解郁,凉血散瘀为要。枳壳与郁金相伍一气一血,气血并治,行气活血、解郁止痛的力量增强。焦山楂味酸、甘,性微温,归脾、胃、肝经,具有消食健胃、行气散瘀的作用。橘红味辛、苦,性温,归肺、脾经,具有理气宽中、燥湿化痰的作用。煅赭石味苦、甘,性平、寒,归肝、胃、心经,具有重坠降逆、平肝泻热、镇降肺胃逆气的作用。僵蚕味咸、辛,性平,归肝、肺、胃经,具有祛风定惊、化痰散结的作用。张仲元以四物汤为底方,补肝血,养肝体,运用疏肝理气药以平肝之用,使肝阴阳相合,用枳壳等行气消胀和胃,代赭石降胃气,使胃气和,湿气去,共同达到疏肝和胃化湿之功,配以僵蚕祛风定惊,使筋惕肉瞤止。

【医案2】

(光绪二十一年)十一月初一日戌刻,张仲元请得瑾贵人脉息左关弦数,右寸关沉滑而数。午后抽搐又作,顷刻即止。仍觉胸满,两胁串[窜]疼,有时筋惕肉颤,腿膝酸麻,谷食不香,身肢酸痛。今用照早方加减调理。

当归身四钱　次生地五钱　生杭芍三钱　广皮二钱
炙香附三钱　川郁金三钱研　煅赭石三钱　木瓜三钱　朱茯神五钱　青枫[风]藤三钱　炒僵蚕三钱　秦艽三钱
引用钩藤三钱。

【医案3】

（光绪二十一年）十一月初二日,张仲元请得瑾贵人脉息左关弦数,右寸关沉滑而数。气道渐畅,抽搐见轻,膈间稍宽。惟痰热未清,饮滞尚盛。以致左肋跳动牵引两胁串[窜]疼,腿膝酸麻,有时筋惕,谷食不香,身肢酸痛。今用照原方加减调理。

当归身四钱　次生地五钱　生杭芍三钱　秦艽三钱炙香附三钱　川郁金三钱研　煅赭石三钱　青皮一钱炒、朱茯神五钱　炒僵蚕三钱　海桐皮三钱　木瓜三钱

引用钩藤三钱。

【医案4】

（光绪二十一年）十一月初二日戌刻,张仲元请得瑾贵人脉息左寸关弦数,右寸关沉滑而数。胸满见轻,两胁串[窜]疼渐好。惟痰热未清,饮滞尚盛,左肋跳动,动甚则觉抽搐筋惕,腿膝酸麻,谷食不香,身肢酸痛。今用照早方加减调理。

当归身三钱　　次生地五钱　生杭芍三钱　　抚芎一钱炙香附三钱　川郁金三钱研　煅赭石三钱　秦艽三钱　朱茯神五钱　炒僵蚕三钱　广橘红三钱　木瓜三钱

引用钩藤三钱。

【按语】近日瑾贵人药后仍有抽搐发作,张仲元在前方基础上加用木瓜、青风藤、秦艽、钩藤以化湿祛风。木瓜味酸,性温,有平肝舒筋、和胃化湿之效;青风藤味苦辛,性平,祛风湿,通经络,利小便;秦艽味苦辛,性微寒,可祛风湿,舒筋通络,清虚热;钩藤甘凉,清热平肝,熄风定惊。

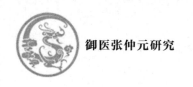

(二)活血行气,化痰通络治两胁窜疼

【医案1】

(光绪二十一年)十一月初三日戌刻,张仲元请得瑾贵人脉息左寸关弦数,右寸关沉滑而数。症势稍轻,痰热尚盛,饮滞未清。以致左肋跳动,两胁稍有串[窜]疼,午后抽搐又作,顷刻即止,牵引腿膝酸麻,谷食不香,身肢酸痛。今用照早方加减调理。

当归身三钱　次生地五钱　炒杭芍三钱　抚芎一钱
炙香附三钱　川郁金三钱研　广陈皮三钱　秦艽三钱　朱茯神五钱　炒僵蚕三钱　醋柴胡一钱　钩藤三钱

引用鸡血藤膏一钱。

【医案2】

(光绪二十一年)十一月初四日戌刻,张仲元请得瑾贵人脉息左寸关沉弦,右寸关滑数。抽搐见轻,气道稍畅,胸满渐宽。惟痰热未清,饮滞尚盛,时值经行,肚腹疼痛牵引两胁串[窜]疼,左肋跳动,谷食不香,腿膝酸麻。今用照早方加减调理。

当归身三钱　炒杭芍三钱　抚芎一钱五分　木瓜二钱
炙香附三钱　川郁金三钱研　醋柴一钱　橘络三钱　朱茯神五钱　广陈皮二钱　秦艽二钱　甘草一钱

引用鸡血藤膏一钱。

【按语】近两日瑾贵人抽搐症状缓解,张仲元调整处方,去木瓜、青风藤之祛风化湿之剂及僵蚕,考虑瑾贵人两胁窜痛,加用醋柴胡以加强疏肝理气之功效;瑾贵人肝经痰热未清,经行则腿膝酸麻,谷食不香,加用橘络以化痰理气。橘络味苦、甘,性平,归脾、肺经,具有通络、化痰之功。气为血之帅,气机不调则可导致血行瘀滞,加用鸡血藤。鸡血藤味苦、甘,性温,归肝、肾经,具有补血、活血、通络之效。

【医案3】

(光绪二十一年)十一月初五日酉刻,张仲元请得瑾贵人脉息左关沉弦,右寸关滑数。证势较轻,中州气道渐舒。惟痰热饮滞未清,血脉未和。以致左肋跳动,肚腹两胁稍有作疼,每有动坐,即觉头晕筋惕,谷食不香,腿膝酸麻,身肢懒倦。今用照早方加减调理。

当归身三钱　炒杭芍三钱　抚芎一钱　橘络三钱　香附三钱炙　川郁金三钱研　青皮三钱炒　秦艽三钱　醋柴一钱　朱茯神五钱　薄荷一钱　甘草一钱

引用木瓜二钱。

【医案4】

(光绪二十一年)十一月初六日,张仲元请得瑾贵人脉息左关沉弦,右寸关滑数。证势觉轻,左肋跳动稍止。惟痰热饮滞未清,血脉未和。以致两胁牵引,肚腹稍有作疼,后半夜抽搐微作,顷刻即止,仍觉筋惕,每有动坐,即觉头晕,谷食不香,腿膝酸麻。今用照原方加减,煎十分,均两次服之调理。

当归身三钱　次生地五钱　炒杭芍三钱　抚芎一钱五分　炙香附三钱　炒青皮二钱　南薄荷一钱　秦艽二钱　朱茯神五钱　广橘皮三钱　嫩桑枝三钱　甘草一钱

引用钩藤三钱。

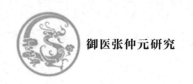

【医案5】

（光绪二十一年）十一月初七日，张仲元请得瑾贵人脉息左关沉弦，右寸关滑数。腹痛已好，胸闷见轻。惟痰热饮滞未清，血脉未和。以致左肋跳动，夜间抽搐微作，须臾即止，稍有筋惕，每有动坐，仍觉头晕，谷食不香，腿膝酸麻。今用照原方，煎十分，均午晚服之调理。

当归身三钱　次生地五钱　炒杭芍三钱　抚芎一钱五分　醋香附三钱　川郁金三钱研　南薄荷一钱　秦艽三钱　朱茯神六钱　广橘红三钱　明天麻二钱　甘草一钱

引用钩藤三钱。

【医案6】

（光绪二十一年）十一月初八日，张仲元请得瑾贵人脉息左关沉弦，右寸关滑数。精神稍好，右肋跳动渐轻，惟饮滞未清，脉络未和，以致胸膈堵闷，有时头晕，夜间抽搐微作，须臾即止，止后稍有筋惕，谷食不香，腿膝酸麻。今用照原方加减，煎十分，均午晚服之调理。

当归身三钱　生杭芍三钱　次生地五钱　抚芎一钱　醋香附三钱　炒青皮三钱　南薄荷一钱　秦艽三钱　朱茯神五钱　广橘红三钱　肉苁蓉三钱　甘草八分

引用钩藤三钱。

【医案7】

（光绪二十一年）十一月初九日，张仲元请得瑾贵人脉息左关沉弦，右寸关滑数。症势见轻，精神稍振。惟痰热饮滞未清，脉络欠和。以致左肋跳动，抽搐微作，须臾即止，较前大见轻减。有时头晕，谷食不香，腿膝酸麻，身肢稍倦。今用照原方加减，煎十分，均午晚服之调理。

当归身三钱　　生杭芍三钱　　次生地五钱　　抚芎一钱
炙香附三钱　　川郁金三钱研　　炒枳壳三钱　　秦艽三钱　　朱
茯神五钱　　广橘皮二钱　　煅赭石三钱　　甘草一钱

　　引用薄荷八分。

【医案8】

　　（光绪二十一年）十一月初十日，张仲元请得瑾贵人脉
息左关沉弦，右寸关沉滑近数。症势见轻，谷食渐香，腿膝
酸麻稍好。惟左肋尚有跳动，两胁稍有串［窜］疼，每欲动
坐，仍觉头晕，腿膝力软。总由痰热未清，气滞血脉未和所
致。今用照原方加减，煎十分，均午晚服之调理。

　　当归身三钱　　次生地五钱　　生杭芍三钱　　抚芎一钱
炙香附三钱　　川郁金三钱研　　煅赭石三钱　　牛膝二钱怀
朱茯神五钱　　法半夏三钱　　青竹茹二钱　　甘草一钱

　　引用橘络二钱。

　　【按语】近几日瑾贵人症状渐好，仍有痰热未清，张仲元在原
方基础上加用二陈汤加减为用。半夏味辛，性温，有毒，归脾、
胃、肺经，具有燥湿化痰、降逆止呕、消痞散结的作用。竹茹味
甘，微寒性，归胃、胆、脾经，具有清热化痰、除烦止呕的作用。橘
皮味辛、苦，性温，归脾、肺经，具有理气调中、燥湿化痰的作用。
张仲元加减二陈汤以加强燥湿化痰之力。

【医案9】

　　（光绪二十一年）十一月十一日，张仲元请得瑾贵人脉
息左关沉弦，右寸关沉滑，数象见缓。连日抽搐未作，腿膝
酸麻见好，仍觉力软，谷食渐香。惟左肋稍有跳动，两胁微
有串［窜］疼，稍有动坐，即觉头晕。良由痰热未清，气滞血
脉未和使然。今用调肝和脉清热饮一贴调理。

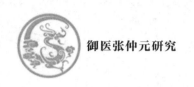

当归身三钱　次生地五钱　生杭芍二钱　竹茹二钱
炙香附三钱　广陈皮二钱　煅赭石三钱　牛膝二钱淮　朱
茯神五钱　南薄荷八分　半夏粬二钱

引用橘络二钱。

【医案10】

(光绪二十一年)十一月十二日,张仲元请得瑾贵人脉息左关沉弦,右寸关滑缓。症势见好,左肋跳动渐止,头晕已轻。惟胃气欠和,中州气道未舒。以致胸膈稍闷,两胁微有串[窜]疼,稍有动坐,仍觉腿膝力软。今用调肝和胃饮一贴调理。

当归身三钱　次生地五钱　生杭芍二钱　竹茹二钱
炙香附三钱　川郁金三钱研　煅赭石三钱　木瓜二钱　朱
茯神五钱　焦谷芽三钱

引用橘皮一钱五分。

【医案11】

(光绪二十一年)十一月十三日,张仲元请得瑾贵人脉息左关弦缓,右寸关滑缓。症势见好,左肋跳动已止,气道渐畅。惟痰热未清,胃气欠和。以致有时头晕,胸膈微作嘈热,腿膝力软。今用和胃清热饮一贴调理。

次生地四钱　生杭芍二钱　炒栀三钱　薄荷五分　青
竹茹二钱　炒枳壳二钱　橘皮二钱　木瓜二钱　朱茯神三
钱　焦山查[楂]三钱

引用金石斛二钱。

【按语】瑾贵人此案责之在肝,肝阴不足,不能荣筋则有抽搐筋惕之证;胁肋亦为肝之分野,故御医张仲元始终以四物养血而柔肝,赭石钩柴平肝疏肝,参以化饮通络之药为方。治血即是治风,疏肝即可定痛,是治此证之要着。

【医案 12】

　　(光绪二十一年)十月二十七日,张仲元、聂鸿钧、周鹤龄请得瑾妃脉息左关沉弦,右寸关沉滑而数。抽搐虽作,比前较轻,中州气道稍畅。惟饮滞酸热不清,以致胸膈嘈热,两胁稍有串[窜]疼,有时筋惕,谷食不香,周身筋脉酸痛。今议用照原方加减调理。

　　次生地五钱　当归三钱　生杭芍三钱　木瓜三钱　醋香附三钱　青皮二钱炒　川郁金三钱研　秦艽三钱　炒栀仁三钱　橘红二钱　朱茯神四钱　枳实三钱炒

　　引用焦三仙九钱。

【医案 13】

　　(光绪二十一年)十月二十八日,张仲元、聂鸿钧、周鹤龄请得瑾妃脉息左关沉弦微数,右寸关沉滑。抽搐随作随止,夜寐稍安。惟肝郁酸热不清,以致左肋有时跳动串[窜]疼,牵引腿膝酸麻,仍觉筋惕肉颤,胸膈堵闷,谷食不香。今议用照原方加减调理。

　　生杭芍三钱　次生地四钱　抚芎二钱　旋覆花三钱包煎　酒归身三钱　醋香附三钱　陈皮二钱　青竹茹三钱　醋柴胡二钱　川郁金三钱研　法夏二钱研　朱茯神四钱

　　引用煅赭石三钱、广砂六分研。

【医案 14】

　　(光绪二十一年)十月二十九日戌刻,张仲元、聂鸿钧、周鹤龄请得瑾妃脉息左关弦细,右寸关沉伏。抽搐未止,痰涎壅盛,气息尚闭,神识不清,仍觉筋惕肉颤,症势见重。今议用调肝化痰止抽之法调理。

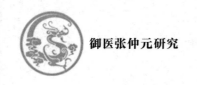

　　　炙香附三钱　　川郁金三钱研　　煅赭石三钱　　乌药三钱
天竺黄三钱　　天南星三钱炙　　秦艽三钱　　青皮三钱炒　　南
薄荷一钱　　钩藤三钱　　青枫[风]藤三钱　　橘红二钱
　　　引用琥珀抱龙丸一丸煎。

　　【按语】筋之惕,多为肝肾之阴不足,神之曚多系痰涎壅盛。
养血熄风即所以镇静止抽,化痰导滞即所以开窍安神。此案中
四物,南星、半夏、竺黄之由来也。

第九节　暑热内扰

一、诊疗特色探微

(一)暑热夹湿,内犯脾胃

　　《素问·举痛论》说:"炅则腠理开,荣卫通,汗大泄,故气泄
矣。"《素问·六元正纪大论》说:"炎火行,大暑至……故民病少
气……甚则瞀闷懊憹,善暴死。"暑多夹湿,暑季除气候炎热外,
且常多雨而潮湿,热蒸湿动,使空气中湿度增加,故暑邪为病,常
兼夹湿邪以侵犯人体。其临床特征,除发热、烦渴等暑热症状
外,常兼见四肢困倦、胸闷呕恶、大便溏泻而不爽等症状。隆裕
皇后长期居于宫中,气郁脾虚,加之暑邪侵袭,早期表现为表证,
症状多为头晕口渴,恶寒发热,皮肤作痒,出有疙瘩,时觉恶心。

张仲元运用清解暑热法。隆裕皇后素体本脾虚胃内蓄湿,加之外感暑湿侵入,气机失调,湿热内蕴,张仲元中期运用清热和中、清肝和中法,调之肝脾胃,后期清利胃内蓄湿,外邪祛,内湿散。

(二)清利暑热,轻清宣散

清利暑热是治疗暑湿证的基本方法。张仲元运用藿香、白芷、荆芥等清利解表,藿香有"夏日良药"之誉,味辛,性微温,入脾、胃、肺经,有芳香化湿、解暑发表、和中止呕之功效。荆芥味辛、微苦,性微温,入肺、肝经,有祛风、解表之用。白芷味辛,性温,归肺、脾、胃经,有解表散寒、祛风止痛、通鼻窍、燥湿止带之效。运用金银花、连翘清上焦之热。金银花味甘,性寒,入肺、胃、心、脾经,本品质体轻扬,气味芳香,既能清气分之热,又能解血分之毒,且在清热之中又有轻微宣散之功,故善治外感分热,或稳定初起、表证未解、里热又盛的病证。连翘味苦,性微寒,入心、胆经,本品轻清上浮,故善走上焦,能泻心火、破血结、散气聚、消肿毒、利小便。二药相伍,并走于上,轻清升浮宣散,清气凉血,清热解毒的力量增强。二药参合,还能流通气血,宣导十二经脉气滞血凝。

(三)和中化湿,祛暑清热

和中化湿是治疗暑湿证后期的重要方法。张仲元在治疗隆裕皇后暑湿证,在清利暑热的基础上,注重调理脾胃,健脾和胃化湿法贯穿始终,多应用陈皮、枳壳等药行气和中,陈皮味苦、辛,性温,归肺、脾经,有理气健脾、燥湿化痰之效。枳壳味苦、辛、酸,性微寒,归脾、胃经,有理气宽中、行滞消胀之效,可去除脾胃之痰饮,化脾胃之滞湿,使外湿得去,内湿得化。张仲元善用解表化湿药,多用藿香等化湿解表,其有"夏日良药"之誉,配

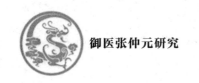

合陈皮、枳壳等化湿行气,调理内外气机。对于素又肝旺之体,张仲元运用清肝化湿法,在清热凉血养阴药中,加入薄荷疏散风热,清利头目,还可以疏肝行气。龙胆草苦寒,清热燥湿,泻肝胆火。栀子苦寒,泻火除烦,清热利湿。菊花清热平肝。

二、医案举隅

（一）内胃蓄湿热,外感受暑邪,化湿解暑调理

【医案 1】

（光绪三十四年）五月二十四日,张仲元请得皇后脉息左寸关浮数,右寸关滑数。胃蓄湿热,感受暑邪。以致头晕口渴,恶寒发热,皮肤作痒,出有疙瘩,时觉恶心。今用清解暑热之法调理。

藿香二钱　荆芥三钱　白芷二钱　大腹皮三钱　广皮二钱　连翘三钱　丹皮三钱　炒枳壳三钱　蝉蜕三钱　银花三钱　甘草一钱

引用菊花三钱。

巳初十分煎药,巳初二刻十分进药。

【按语】隆裕皇后,本胃蓄湿热,又感受暑邪,张仲元运用清解暑热法。藿香有"夏日良药"之誉。荆芥有祛风、解表之效。白芷有解表散寒、祛风止痛、通鼻窍、燥湿止带之效。大腹皮有行气宽中、行水消肿之效。陈皮有理气健脾、燥湿化痰之效。金银花质体轻扬,气味芳香,既能清气分之热,又能解血分之毒,且在清热之中又有轻微宣散之功,故善治外感分热,或稳定初起、表证未解、里热又盛的病证。连翘味苦,性微寒,入心、胆经。本

品轻清上浮,故善走上焦,能泻心火、破血结、散气聚、消肿毒、利小便。二药相伍,并走于上,轻清升浮宣散,清气凉血,清热解毒的力量增强。二药参合,还能流通气血,宣导十二经脉气滞血凝。

【医案2】

　　(光绪三十四年)五月二十五日,张仲元请得皇后脉息左寸关浮数,右寸关滑数。表邪渐解,头晕觉轻。惟里热尚盛,气道欠和。以致胸膈堵闷,口粘[黏]而渴,皮肤作痒,谷食不香,身肢懒倦。今用清解化热之法调理。

　　荆芥二钱　葛根三钱　藿香二钱　防风二钱　黄连一钱五分研　黄芩三钱　连翘三钱　银花三钱　枳壳三钱炒苦梗三钱　川郁金三钱研末　瓜蒌三钱研

　　引用羚羊(角)一钱五分。

　　巳初三刻十分煎药,午初一刻十分进药。

　　【按语】隆裕皇后药后表邪渐解,但仍里热盛。张仲元去白芷和大腹皮,仍运用荆芥、藿香解表,加用葛根,其味甘、辛,性凉,归肺、胃经,可以助解肌之力。加用黄连、黄芩、瓜蒌、羚羊(角)清利里热,郁金调畅气机。

　　(二)暑热夹风,清热和营治疗

【医案1】

　　(光绪三十四年)五月二十七日,张仲元请得皇后脉息左关弦数,右寸关滑数。连进清热透表之剂,风粟已透,胁痛见轻。惟皮肤疙瘩作痒,夜不能寐,谷食不香,口粘[黏]而渴,表虚恶风,身肢懒倦。尤须避风。今用清热和营之法调理。

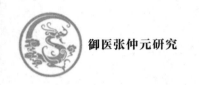

中生地四钱　赤芍三钱　丹皮三钱　旋覆花三钱包煎

霜桑叶三钱　菊花三钱　酒连一钱五分研　苍耳子三钱

研　青连翘三钱　银花三钱　杏仁三钱研　生粉草一钱

引用酒芩三钱。

【医案2】

(光绪三十四年)五月二十八日,张仲元请得皇后脉息左关弦数,右寸关滑数。表邪已解。惟肺气欠和,里热不净。以致有时咳嗽,顿引胸间作疼,皮肤发痒,口粘[黏]无味,身肢力软。今用清热和中之法调理。

中生地四钱　赤芍三钱　丹皮三钱　地肤子三钱　炒杏仁三钱研　苦梗三钱　广皮三钱　旋覆花三钱包煎　青连翘三钱　羚羊(角)一钱　甘草一钱

引用炒神曲三钱。

【医案3】

(光绪三十四年)五月二十九日,张仲元请得皇后脉息左寸关弦数,右寸关滑而近数。里热见轻,夜间得寐。惟有时咳嗽,顿引胸胁作疼,皮肤发痒,谷食欠香,身肢懒倦。今用清热和中饮调理。

中生地三钱　赤芍二钱　丹皮三钱　地肤子三钱　炒杏仁三钱研　苦梗二钱　连翘三钱　化橘红二钱　旋覆花二钱包煎

甘草八分

引用炒神曲三钱。

【按语】近几日隆裕皇后表邪已解,里热仍较盛,出现皮肤发痒、谷食欠香、身肢懒倦等症,张仲元运用清热和中法,以生地养阴清热,赤芍、丹皮清热凉血,地肤子清热利湿、祛风止痒,连翘、羚羊角清热解毒,旋覆花降气、消痰,炒神曲健脾和胃、消食化积,防止苦寒药物伤及脾胃。

(三)肝热未清,暑湿内扰,清肝和中治疗

【医案1】

(光绪三十四年)五月三十日,张仲元请得皇后脉息左寸关弦数,右关滑而近数。里热见清,夜寐尚好。惟有时咳嗽顿引胸胁作疼,食后发堵,身肢力软。今用清肝和中饮调理。

生杭芍三钱　元参三钱　地肤子三钱　连翘三钱　旋覆花二钱包煎　苦梗二钱　炒杏仁三钱研　竹茹二钱　炒谷芽三钱
广皮二钱　炒神曲三钱　甘草八分

引用菊花三钱。

【医案2】

(光绪三十四年)六月初一日,张仲元请得皇后脉息左寸关弦数,右关滑而近数。表气渐和,夜寐尚好。惟肝热未清,胃气欠和。以致右耳发堵,闻声不真,皮肤作痒,食后嘈闷,身肢力软。今用清肝和中饮调理。

细生地四钱　赤芍三钱　元参三钱　菊花三钱　龙胆草二钱　羚羊(角)一钱　连翘三钱　泽泻二钱　炒神曲三钱　广皮二钱
木通二钱　甘草一钱

引用鲜荷叶一角。

【医案3】

(光绪三十四年)六月初二日,张仲元请得皇后脉息左关弦数,右寸关滑而近数。肝经湿热未清,胃气欠和。以致右耳发堵,有时作疼,谷食欠香,身肢力软。今用清肝化湿饮调理。

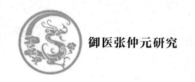

细生地四钱　赤芍二钱　木通二钱　菊花三钱　龙胆草二钱　炒栀二钱　连翘三钱　薄荷一钱　炒枳壳二钱元参三钱

甘草八分

引用酒军一钱五分。

本方减木通。

【医案4】

（光绪三十四年）六月初三日，张仲元请得皇后脉息左关弦数，右寸关滑而近数。耳疼见轻，夜寐尚好。惟肝热未清，胃气欠和。以致右耳发堵，谷食欠香，身肢力软。今用清肝化湿饮调理。

细生地四钱　赤芍二钱　连翘三钱　薄荷八分　龙胆草二钱　炒栀二钱　花粉三钱　菊花三钱　炒枳壳二钱广皮二钱　元参三钱　甘草一钱

引用竹叶一钱。

【按语】近日隆裕皇后表气渐和，肝热未清，胃气欠和，张仲元运用清肝化湿法。在清热凉血养阴药中，加入薄荷疏散风热，清利头目，还可以疏肝行气。龙胆草苦寒，清热燥湿，泻肝胆火。栀子苦寒泻火除烦，清热利湿。菊花清热平肝。枳壳、陈皮化湿行气。

【医案5】

（光绪三十四年）六月初四日，张仲元请得皇后脉息左关弦数，右寸关沉滑。肝热见轻，耳疼已好。惟气道欠和，湿热不净。右耳发鸣，谷食欠香，身肢力软。今用和中化湿饮调理。

细生地四钱　元参三钱　菊花三钱　连翘三钱　龙胆草二钱　银花三钱　花粉三钱　广皮一钱五分　炒枳壳二钱　泽泻三钱　甘草一钱

引用竹叶一钱五分。

【医案6】

(光绪三十四年)六月初五日,张仲元请得皇后脉息左关弦数,右寸关沉滑。饮食起居,渐能如常。惟湿热未清,以致耳中鸣响,皮肤作痒,身肢稍软。今用和中化湿饮调理。

细生地四钱　菊花三钱　连翘三钱　地肤子三钱　白鲜皮三钱　丹皮三钱　花粉三钱　生粉草八分

引用白芷一钱五分。

【医案7】

(光绪三十四年)六月初六日,张仲元请得皇后脉息左关弦缓,右关滑缓。饮食起居如常。惟湿热稍有未清,皮肤作痒。今用和胃化湿饮调理。

细生地三钱　菊花三钱　地肤子二钱　丹皮二钱　炒谷芽三钱　白芷八分　青连翘二钱　甘草一钱

引用滑石二钱。

【医案8】

(光绪三十四年)六月初七日,张仲元请得皇后脉息和缓。诸症俱好。惟稍有湿热,今用和胃化湿代茶饮调理。

广皮一钱五分　益元散三钱煎　地肤子二钱　炒谷芽三钱

水煎代茶。

六月十一日皇后照原方。

六月十二日皇后照原方。

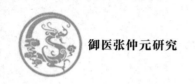

【按语】近日隆裕皇后肝热减轻,胃湿热未清,张仲元运用和胃化湿法,加用炒谷芽健脾开胃,和中消食;益元散清暑利湿;陈皮燥湿健脾。

第十节　胃　痞

一、诊疗特色探微

(一)湿滞脾胃,肝胃欠和

脾胃不和之胃痞证,在慈禧太后临床症状重较为常见。张仲元在初期多用醒脾化湿法,以祛湿邪为主,多用茯苓、白术、砂仁、薏米等药健脾渗湿。茯苓味甘,性平,入心、肺、脾、胃、肾经,功专益心脾,利水湿,且补而不峻、利而不猛,故为健脾渗湿之要药。《本草纲目》:"茯苓气味淡而渗,其性上行,生津液,开腠理,滋水源而下降,利小便。"白术味甘、苦、微辛,性温,入脾、胃经,生品入药,取其健脾之功而少燥气。本品甘温补中,苦温燥湿。张石顽云:白术"生用则除湿益燥,消痰,利水,治湿痹死肌,制熟则和中补气,止渴生津,止汗,除热进食"。茯苓与白术相伍,白术甘温补中,补脾燥湿,益气生血,和中消滞,固表止汗;茯苓甘淡渗利,健脾补中,利水渗湿,宁心安神。白术以健脾为主,茯苓以利水渗湿为要,二药相伍,一健一渗,水湿则有出路,故脾可健,湿可去,饮可化。扁豆味甘,性温,入脾、胃经。本品甘温和缓,补脾和胃而不滞腻,清暑化湿而不燥烈,为和中健脾、清暑化湿、利尿止泻之品。砂仁味辛,性温,入脾、胃经。本品辛散温通,芳香理气,醒脾消食,开胃止呕,温脾止泻,行气止痛。砂仁香窜而气浊,功专于中、下二焦。厚朴味苦、辛,性温,归脾、胃、肺、大肠经,有燥湿消痰、下气除满之功。神曲味甘、辛,性温,归脾、胃经,有健脾和胃、消食化积之功。车前子味甘,性微寒,入肺、膀胱、肾、小肠、肝经。本品甘寒滑利,性专降泄,清泄湿热,渗湿止泻。薏苡仁味甘、淡,性凉,归脾、胃、肺经,有利水渗透湿、健脾止泻作用。张仲元运用大量健脾化湿药,行脾胃之湿滞。

(二)中期调理,扶正优先

中期调理,考虑慈禧湿邪得去,扶正优先,张仲元多以参类健脾为主,在利湿药物中,加人参、党参、黄芪等健脾益气之品。张仲元在治病过程中非常重视调脾脏气血功能,脾主运化,是指脾有促进胃肠对饮食物的消化吸收,并将吸收的水谷精微转化为精、气、血、津液以输布到全身的生理作用。总之,脾主运化涉及对饮食物的消化吸收,精微物质的转运输送及转化为精、气、血、津液等生命活动基本物质的全过程。在疾病调理过程中,调脾也非常重要,脾升清,脾主运化,在生理病理全过程中,都起到重要作用。张仲元在健运中气多采用四君子汤为底方。正如《医方考》所说:"夫面色萎白,则望之而知其气虚矣;言语轻微,则闻之而知其气虚矣;四肢无力,则问之而知其气虚矣;脉来虚弱,则切之而知其气虚矣。"方中人参为君,甘温益气,健脾养胃;臣以苦温之白术,健脾燥湿,加强益气助运之力;佐以甘淡茯苓,健脾渗湿,苓术相配,则健脾祛湿之功益著;使以炙甘草,益气和中,调和诸药,四药配伍,共奏益气健脾之功。黄芪性温,味甘,补气固表,和参类合用,大补脾胃中气。脾胃调,则痞证除。

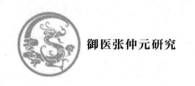

(三)疏肝理气,调畅气机

对于胃痞证,后期治疗张仲元注重疏肝理气,调畅气机。肝调畅一身之气机,脾胃气机亦为肝气所调。肝气条达,则脾胃气机得畅,湿邪得去,肝气郁结,则脾胃升降失职,出现脾虚湿滞及胃气失和的表现。张仲元除以参类健脾补益元气,方中多用人参、党参、黄芪等健脾益气之品之外,多用陈皮、白术、砂仁、扁豆等药健脾化湿行气,焦三仙健胃消食,注重疏肝理气,调畅气机,常应用当归、白芍养血柔肝,佛手疏肝解郁,醒脾理气,调畅气机,在健脾益气的同时使得气机调畅,肝体得养,肝郁得疏。

二、医案举隅

(一)肝胃欠和,以醒脾化湿法治疗

【医案1】

(光绪三十二年)五月十七日,张仲元、姚宝生请得皇太后脉息左关沉弦,右寸关滑而稍数。肝胃欠和,脾元化湿不畅。今谨拟醒脾化湿之法调理。

云茯苓三钱　生于术八分　藿梗三分　扁豆三钱炒　紫厚朴八分炙　炒神曲二钱　广砂八分研　泽泻八分盐水炒　车前子二钱包煎

引用薏米三钱。

【医案2】

(光绪三十二年)五月十八日,张仲元、姚宝生请得皇太后脉息左关沉弦,右寸关缓滑。肝胃欠和,脾元化湿不畅。今谨拟醒脾化湿之法调理。

云茯苓三钱　　生于术八分　　藿梗三分　　扁豆三钱炒
紫厚朴八分炙　　车前子二钱包煎　　广砂八分研　　泽泻八分
盐水炒

　　引用薏米三钱。

【医案3】

　　(光绪三十二年)五月十八日酉刻,张仲元、姚宝生请得
皇太后脉息左关沉弦,右寸关滑缓。肝胃欠和,脾蓄湿热,
健运不畅,浊阴不降,以致清阳不升。今谨拟醒脾化湿之法
调理。

　　　　云茯苓三钱　　人参二分煎　　党参一钱五分　　生于术八
分　　焦茅术八分　　藿梗四分　　广砂八分研　　紫厚朴六分炙
炒扁豆三钱

　　引用车前子三钱包煎。

　　【按语】皇太后素体肝胃不和,脾虚湿盛,加之身居宫中,繁
杂事务缠身,病情反复。张仲元运用醒脾化湿法,重点改善脾虚
湿盛之证。茯苓味甘,性平,入心、肺、脾、胃、肾经,功专益心脾,
利水湿,且补而不峻、利而不猛,故为健脾渗湿之要药。茯苓气
味淡而渗,其性上行,生津液,开腠理,滋水源而下降,利小便。
白术生品入药,取其健脾之功而少燥气。本品甘温补中,苦温燥
湿。茯苓与白术相伍,白术甘温补中,补脾燥湿,益气生血,和中
消滞,固表止汗;茯苓甘淡渗利,健脾补中,利水渗湿,宁心安神。
白术以健脾为主,茯苓以利水渗湿为要,二药相伍,一健一渗,水
湿则有出路,故脾可健,湿可去,饮可化。扁豆味甘,性温,入脾、
胃经。本品甘温和缓,补脾和胃而不滞腻,清暑化湿而不燥烈,
为和中健脾、清暑化湿、利尿止泻之品。砂仁味辛,性温,入脾、
胃经。本品辛散温通,芳香理气,醒脾消食,开胃止呕,温脾止

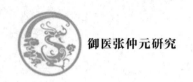

泻,行气止痛。砂仁香窜而气浊,功专于中、下二焦。厚朴味苦、辛,性温,归脾、胃、肺、大肠经,有燥湿消痰、下气除满之功。神曲味甘、辛,性温,归脾、胃经,有健脾和胃、消食化积之功。车前子味甘,性微寒,入肺、膀胱、肾、小肠、肝经。本品甘寒滑利,性专降泄,清泄湿热,渗湿止泻。薏苡仁味甘、淡,性凉,归脾、胃、肺经,有利水渗透湿、健脾止泻之功。张仲元运用大量健脾化湿药,行脾胃之湿滞。

(二)肝脾同调,调畅气机治疗痞证

【医案1】

(光绪三十二年)五月十九日,张仲元、姚宝生请得皇太后脉息左关沉弦,右寸关滑缓。肝胃欠和,脾蓄湿热,健运不畅,浊阴不降,以致清阳不升。今谨拟醒脾化湿之法调理。

云茯苓三钱　党参三钱　生于术八分　茅术八分焦紫厚朴七分炙　泽泻一钱　炒扁豆三钱　广砂八分研　南柴胡一钱　神曲三钱炒

引用鲜荷叶半张。

【医案2】

(光绪三十二年)五月二十日,张仲元、姚宝生请得皇太后脉息左关弦数,右寸关滑而稍数。肝胃有热,中气健运不畅,内蓄湿饮,寒热郁结未清。今谨拟调中化湿稍佐清解之法调理。

藿香四分　紫厚朴八分炙　炒扁豆三钱　半夏一钱炙广砂八分研　炒神曲三钱　炒谷芽三钱　槟榔一钱五分炒焦　酒芩二钱　霜桑叶三钱

引用鲜荷叶半张。

【医案3】

(光绪三十二年)五月二十日申刻,张仲元、姚宝生请得皇太后脉息左关弦数,右寸关滑而稍数。肝胃欠和,蓄有饮热,寒热郁结不舒。今谨拟调中化饮少佐清解之法调理。

苏梗叶四分　姜夏一钱五分　生蒡子一钱五分研　橘红一钱薄　炒神曲三钱　谷芽三钱炒　云茯苓三钱　酒芩一钱　槟榔炭一钱五分　紫朴五分炙

引用霜桑叶二钱。

【医案4】

(光绪三十二年)五月二十一日,臣陆润庠、力钧、张仲元、姚宝生请得皇太后六脉俱平,稍有弦象,实系本脉,胸口亦舒畅。再以清解之法调治。

广橘红一钱　扁豆衣二钱　霜桑叶三钱　姜半夏一钱焦谷芽三钱炒　藿梗一钱　炒神曲三钱　云茯苓三钱

加荷梗五寸。

【医案5】

(光绪三十二年)五月二十二日,臣力钧、张仲元、姚宝生请得皇太后脉息右关滑,左关弦。胃气未和,肝脉稍旺,消化迟缓。谨拟用和胃疏肝之剂调理。

西洋参八分　柴胡八分　茯苓一钱五分　当归一钱牡丹皮一钱　陈皮八分　炒谷芽一钱五分　粉草六分

引用扁豆衣一钱。

【医案6】

(光绪三十二年)五月二十四日,臣力钧、张仲元、姚宝生请得皇太后脉息右关滑缓,左关弦。胃口稍清,尚有积滞,肝气稍旺,血仍未充。谨拟理脾调胃和肝之剂调理,冀早复元。

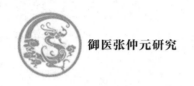

生于术一钱　广化皮一钱　粉丹皮一钱　当归身一钱五分　炒谷芽二钱　神曲一钱五分炒

引用鸡内金二钱。

【按语】近日皇太后胃口稍清,湿邪已祛,仍肝气稍旺,张仲元在调理中酌加柴胡以疏肝解郁,丹皮清热凉血疏肝,当归活血养肝。

【医案7】

(光绪三十二年)五月二十五日,臣陆润庠、力钧、张仲元、姚宝生请得皇太后脉象惟右关稍滞,重按微滑。病象专在脾胃。谨拟理脾开胃为治。

生于术一钱　焦谷芽三钱　焦曲二钱　广橘皮一钱鸡内金二钱　云茯苓三钱　淡竹茹一钱五分

加阳春砂仁二分研后下。

【医案8】

(光绪三十二年)五月二十六日,臣力钧、张仲元、姚宝生请得皇太后脉息右关缓滞,重按微滑。肝气渐调,中气尚未健旺。谨拟补脾开胃之剂调理。

潞党参二钱　生于术一钱　炒谷芽二钱　山楂肉二钱老生姜一片　广皮一钱

引用鸡内金二个鲜洗净。

【医案9】

(光绪三十二年)五月二十七日,臣力钧、张仲元、姚宝生请得皇太后脉息右关仍滑缓。胃气渐和,运化尚未大健。谨拟理脾和胃养肝之法调理。

人参四分　党参三钱　生于术二钱　广砂仁六分研

东查[楂]肉一钱　当归一钱五分　生杭芍一钱　柴胡七分

生老姜一大片

　　引用鸡内金二钱鲜。

【医案10】

　　(光绪三十二年)五月二十八日,臣力钧、张仲元、姚宝生请得皇太后脉息右关滑缓,重按有力。中气渐复。谨拟仍用理脾和胃和肝之法调理。

　　人参五分　党参三钱　生于术二钱　杭芍一钱　当归一钱五分　广皮一钱　半夏曲一钱五分　生姜一大片　甘草五分

　　引用鸡内金二钱鲜。

【医案11】

　　(光绪三十二年)五月二十九日,臣力钧、张仲元、姚宝生请得皇太后脉息右关滑缓。中气仍滞。谨拟以温通之品调理。

　　人参五分　党参三钱　生于术二钱　茅山术一钱生

生姜一钱　生甘草五分　桂枝八分　桑枝一钱鲜

　　引用神曲二钱炒。

【医案12】

　　(光绪三十二年)六月初八日,张仲元、姚宝生请得皇太后脉息右关滑缓有神。中气稍振,微有湿热。今谨拟理中益气稍佐轻清之品调理。

　　人参八分　党参三钱　生于术二钱　广皮一钱五分

生黄芪一钱五分　桂枝六分　青竹茹一钱五分　神曲三钱

炒　生甘草八分

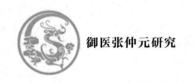

引用灯心一子。

本日巳刻,臣力钧、张仲元、姚宝生谨拟照原方加减。

党参减一钱　桂枝减三分　青竹茹加五分

【按语】皇太后中气稍振,湿热微有,张仲元去大量化湿药,佐加人参、党参等健脾益气药,使中气得复,脾胃强健。人参味甘、微苦,性温、平,归脾、肺、心经,大补元气,复脉固脱,补脾益肺,生津,安神。党参味甘,性平,补中,益气,生津。黄芪味甘,性温,具补气固表、托毒排脓、利尿、生肌之效。

【医案13】

(光绪三十二年)六月初九日,臣力钧、张仲元、姚宝生请得皇太后脉息左右两关滑而有力。肝胃血脉已调,稍有湿热。谨拟疏肝和胃之品以清湿热。

柴胡八分　生杭芍一钱　丹皮一钱　神曲二钱　广皮一钱

引用鸡内金一个鲜,洗净。

六月初十日,老佛爷人参八分,生于术六分,陈皮五分,薏仁米五分炒。

【医案14】

(光绪三十二年)六月十二日,臣力钧、张仲元、姚宝生请得皇太后脉息右关缓而有神。中气渐复,脾经尚有湿气。谨拟健脾化湿之品调理。

人参八分　党参三钱　生于术二钱　生茅术一钱五分桂枝八分　生甘草五分

引用广皮一钱。

【医案 15】

（光绪三十二年）六月十三日，臣力钧、张仲元、姚宝生请得皇太后脉息右关缓而有神。中气渐复，脾经尚有湿气。谨拟健脾化湿之品调理。

人参八分　党参三钱　生于术二钱　生黄芪一钱五分生茅术一钱五分　桂枝八分　生甘草五分

引用广皮一钱五分。

【医案 16】

（光绪三十二年）六月三十日，臣力钧、张仲元、姚宝生请得皇太后脉息左关弦滑，右关滑缓。肝血未充，脾湿稍滞。谨拟和肝理脾之剂调理。

党参三钱　于潜术一钱五分　茅山术一钱五分　丹皮一钱　小桂枝八分　生甘草三分

引用广砂六分研。

【医案 17】

（光绪三十二年）七月初三日，臣力钧、张仲元、姚宝生请得皇太后脉息和缓有神，足征根柢深厚，惟肝脉稍弦，胃脉稍滑。谨拟和肝理脾之剂调理。

党参三钱　生于术二钱　当归一钱五分　桂枝八分杭白芍一钱　生姜一片　大枣肉一个　甘草三分

引用广砂六分研。

【医案 18】

（光绪三十二年）七月初六日，臣力钧、张仲元、姚宝生请得皇太后脉息和缓有神，惟肝脉稍弦，脾脉稍滑。谨拟和肝理脾之剂调理。

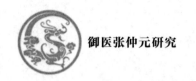

> 党参三钱　生于术二钱　桂枝八分　杭芍一钱生　木
> 香四分煨　广砂六分研　甘草三分生
> 　引用生姜一片。

【**按语**】后期治疗,张仲元注重肝脾同调,疏肝理脾,以参类、白术健脾,砂仁、木香行气化湿,以白芍、当归柔肝和肝,调畅气机。

第三章　代茶饮与膏方丸药的应用

第一节　代茶饮脉案处方选议

张仲元喜用代茶饮,用于日常调摄。代茶饮选药轻灵,处方简洁,服用方便。在脉案中可以看到张仲元为光绪帝、慈禧太后、李莲英等患者拟有诸如除湿代茶饮、和解清胃代茶饮、清胃利湿代茶饮、焦三仙代茶饮、清热化湿代茶饮、缓中代茶饮、和胃代茶饮等较多代茶饮方,既能调治较轻病证,又可强身健体、治疗预防疾病。

一、清胃利湿代茶饮

【医案】

　　(光绪二十八年)正月二十二日,李德昌、全顺、叶嗣高、张仲元、李崇光拟老佛爷清胃利湿代茶饮。

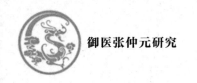

> 金石斛二钱　橘红一钱五分老树　竹茹三钱　桑叶二
> 钱　鲜芦根一支切碎　枳壳二钱炒　三仙六钱焦
> 水煎温服。

【按语】石斛味甘、淡，性微寒，入肺、胃、肾经，既能养胃阴、生津液、清虚热、止烦呕，又能涩元气、强腰膝、坚筋骨。石斛功擅养胃之阴。橘红味苦、辛，性温。本品性较燥烈，长于燥湿化痰，亦能理气健脾，还有发表之意。竹茹味甘，性微寒，入肺、胃、胆经。本品味甘而淡，气寒而滑，既能清肺燥，清化痰热、清热除烦，又能清胃热、止呕吐。桑叶味苦、甘，性寒，入肺、肝经。本品质轻气寒，轻清发散，既能疏散在表之风热，又能清泄肺热、滋肺燥、止咳嗽，还能散风热、清肝热。另外还可以凉血止血、乌须黑发。芦根味甘而不滋腻，生津而不恋邪，专清气分之热。枳壳味辛、苦，性微温，入脾、胃经。本品辛散苦降，善走肺胃气分，功专下气开胸、利肺开胃、行气消胀、宽胸快膈。枳壳行于气分，以理气消胀为主。

张仲元运用石斛养胃阴，竹茹清胃热，桑叶清肝热，芦根生津清气分之热，橘红燥湿，枳壳行气，共奏清胃热利湿之功。

二、焦三仙代茶饮

【医案】

（光绪三十一年）二月十九日老佛爷：

焦三仙各二钱，竹茹三钱，桑叶二钱，青果十五个。水煎代茶。

【按语】焦三仙及其加味,是老佛爷常用方,消食健胃,其效确切。神曲辛而不甚散,甘而不壅,温而不燥,为行气调中、消食开胃之佳品,适用于食积气滞、谷食不化、腹胀腹泻等。山楂消食化积,破气消瘀,止泻痢。本品能醒脾开胃,促进饮食,更长于消磨油垢肉积,止泻痢;且入肝经血分,散瘀血,化结消胀。麦芽健胃消食,舒肝回乳。本品是经大麦发芽而成,以消散为主,能升发脾胃之气而消化食积,更长于消化米面、诸果食积,常用于疗脾胃虚弱、食积不化、脘痞腹胀、不欲饮食之证。

山楂善消食化积,破气化瘀,破泄之力较强。神曲味甘辛而性温,其辛不甚散,甘而不甚壅,温而不甚燥,醒脾助运,导滞之力较胜。二药同用,相须配对,可增强消食除积、破滞除满之力。山楂和麦芽二药合用,既能消肉食油腻之积,又能化麦面之积滞。

张仲元运用焦三仙和胃化食,加用桑叶轻清之品,清上焦之热,竹茹清心除烦,顺降胃气。

三、清解化湿代茶饮

【医案】

(光绪二十八年)六月初十日,酉刻,全顺、张仲元请得老佛爷脉息左关见弦,人迎稍浮,右寸关滑数。肺胃蕴热,蓄有湿滞,稍感风凉,以致头微疼,口渴思饮,身肢酸倦,有时恶寒,手心发热,大关防欠调。今议用清解化湿代茶饮调理。

荆芥三钱　藿香一钱五分　猪苓三钱　泽泻三钱　焦三仙六钱　扁豆三钱炒　陈皮一钱五分　厚朴一钱五分炙
水煎温服。

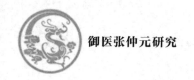

【按语】该医案中老佛爷外感风凉、湿热内蕴之证较轻,加之其人年迈,脾胃素虚,故治以代茶饮解表清热、祛湿和中,缓慢调理。方中荆芥、藿香解表散邪,藿香、扁豆芳香化湿,猪苓、泽泻清利湿热,陈皮、厚朴行气祛湿,焦三仙健脾和胃。

四、调中清热代茶饮

【医案】

(光绪二十八年)六月十四日,全顺、张仲元请得皇太后脉息左关见弦,右寸关沉滑稍数。肝胃湿热,熏蒸上焦,肺气欠调,以致有时咳嗽,顿引膈间觉滞,谷食欠香,身肢酸倦。今议用调中清热代茶饮一贴调理。

川郁金一钱五分研　桑叶三钱　枇杷叶三钱炙　羚羊(角)一钱　金石斛三钱　焦三仙六钱

水煎温服。

十六日照原方减羚羊(角)加陈皮一钱。

【按语】郁金味辛、苦,性微寒,入心、肺、肝、胆经。本品体轻气窜,其气先上行而微下达,入于气分以行气解郁,达于血分以凉血破瘀,故为疏肝解郁、行气消胀、祛瘀止痛的要药。桑叶疏散风热,清肺止咳,平肝明目。本品轻清发散,甘寒清润,既能疏解肺卫风热,宣散燥气,又能清肝胆气分之火,以利头目。枇杷叶味苦,性平,入肺、胃经。本品蜜炙,能清肺润燥、化痰止咳、下气平喘;生用可清胃热、降胃气、止呕逆。羚羊角味咸,性寒,归肝、心经,具有平肝熄风、清肝明目、散血解毒之功。石斛味甘、淡,性微寒,入肺、胃、肾经,既能养胃阴、生津液、清虚热、止烦呕,又能涩元气、强腰膝、坚筋骨。石斛功擅养胃之阴。橘红味苦、辛,性温。本品性较燥烈,长于燥湿化痰,亦能理气健脾,还有发表之意。

张仲元治疗皇太后肝胃湿热,肺气欠调,运用郁金疏肝解郁,桑叶清解肺肝,枇杷叶清肺胃之热,少许羚羊角清肝热,同时不忘顾护脾胃,运用石斛养胃之阴,焦三仙培补脾胃之本。

五、清热化湿代茶饮

【医案】

(光绪三十年)正月十二日,张仲元、姚宝生谨拟老佛爷清热化湿代茶饮。

鲜芦根二支切碎　竹茹一钱五分　焦(山)楂三钱　炒谷芽三钱　橘红八分老树　霜桑叶二钱

水煎代茶。

【按语】宫中代茶饮祛邪而不伤正,本方清利头目,调和脾胃,脾胃健则湿可去,热不留则头自清,药味少而轻,符合茶饮原则,故能为老佛爷所常用。

橘红味苦、辛,性温。本品性较燥烈,长于燥湿化痰,亦能理气健脾,还有发表之意。竹茹味甘,性微寒,入肺、胃、胆经。本品味甘而淡,气寒而滑,既能清肺燥、清化痰热、清热除烦,又能清胃热、止呕吐。桑叶味苦、甘,性寒,入肺、肝经。本品质轻气寒,轻清发散,既能疏散在表之风热,又能清泄肺热、滋肺燥、止咳嗽,还能散风热、清肝热。另外还可以凉血止血、乌须黑发。芦根味甘而不滋腻,生津而不恋邪,专清气分之热。

焦山楂味酸、甘,性微温,归脾、胃、肝经,具有消食健胃、行气散瘀的作用。焦山楂消食导滞作用增强,用于肉食积滞、泻痢

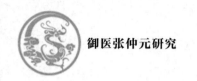

不爽。炒谷芽健脾开胃,和中消食。

张仲元运用燥湿养阴清热药时,不忘加用焦山楂、炒谷芽顾护脾胃。

六、清热理气代茶饮

【医案】

(光绪三十三年)六月二十五日申刻,张仲元、姚宝生谨拟老佛爷清热理气代茶饮。

银花三钱　霜桑叶三钱　莲心一钱　炒枳壳一钱五分橘红一钱五分老树　鲜荷梗一尺　竹茹三钱　益元散三钱煎

水煎温服。

【按语】性轻清宣散为代茶饮的常用选药。金银花味甘,性寒,入肺、胃、心、脾经。本品质体轻扬,气味芳香,既能清气分之热,又能解血分之毒,且在清热之中又有轻微宣散之功。同时,金银花的清热解毒之力颇强,又能凉血而解毒热。诚如《本草正》云:"金银花,善于化毒,故治痈疽、肿毒、疮癣、杨梅、风湿诸毒,诚为要药。毒未成者能散,毒已成者能溃,但其性缓,用须倍加,或用酒煮服,或捣汁掺酒顿服,或研烂伴酒厚敷。"

橘红味苦、辛,性温。本品性较燥烈,燥湿化痰,亦能理气健脾。竹茹味甘,性微寒,入肺、胃、胆经。本品味甘而淡,气寒而滑,既能清肺燥、清化痰热、清热除烦,又能清胃热、止呕吐。桑叶味苦、甘,性寒,入肺、肝经。本品质轻气寒,轻清发散,既能疏散在表之风热,又能清泄肺热、滋肺燥、止咳嗽,还能散风热、清肝热。另外还可以凉血止血。莲子心味苦,性寒,归心、肾经,具有清心安神、交通心肾、涩精止血之功。炒枳壳、鲜荷梗味微苦，性平，入肝、脾、胃经，可以清暑、宽中理气。益元散为滑石、甘草、朱砂三味药，具有清暑利湿的作用。

张仲元运用清暑利湿药物配合金银花、桑叶、莲子心清热宣散，橘红燥湿化痰。代茶饮的方式使药力缓和而持久，慈禧太后用后效果显著。

七、增液代茶饮

【医案】

（光绪三十三年）二月十九日，庄守和、张仲元谨拟皇太后增液代茶饮。

中生地四钱　麦冬三钱　元参三钱

水煎代茶。

【按语】皇太后常有胃阴亏虚之证，代茶饮中生地味甘微苦而性寒，有清热凉血、滋阴补肾、生津止渴之功。元参滋阴润燥，降火解毒。本品苦咸质润而寒，能壮肾水以制浮游之火，具清上彻下之功，为滋阴降火要药，且有润燥除烦、软坚解毒之效。元参和生地均有清热凉血、养阴生津的作用，然生地功偏凉血止血，元参功长凉血解毒，二药同入血分，相须配用后使清热凉血、养阴生津之力倍增，既可用于血热实证，又可用于阴虚证。麦冬润肺清心，养胃生津。本品甘寒质润，能养阴生津润燥，苦寒能清热，入肺、心、胃三经，能清养肺胃之阴，生津润燥，且可清心而除烦。

张仲元以增液代茶饮，重点养护皇太后胃肾之阴，起到生津止渴之效。

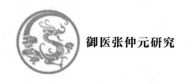

八、滋胃代茶饮

【医案】

（光绪三十四年）十月二十一日，张仲元、戴家瑜谨拟皇太后滋胃代茶饮。

绿豆一两研　西瓜皮四两去青皮　香蕉四个去皮

水煎代茶。

【按语】绿豆味甘，性寒，归心、肝、胃三经，有清热、消暑、利水、解毒之功。西瓜皮味甘，性凉，无毒，入脾、胃二经，有清暑解热、止渴、利小便之用。香蕉味甘、涩，性寒，有清热解毒、利尿消肿、安胎之功。

张仲元运用食疗代茶饮的方式，运用绿豆、西瓜皮、香蕉清热滋胃利水，味道平和甘甜，疗效确切。药食同用，避免碍胃。

九、滋胃和中代茶饮

【医案】

（光绪三十四年）十月二十二日子刻，张仲元、戴家瑜谨拟皇太后滋胃和中代茶饮。

竹茹一钱朱拌　鲜青果十个去尖研　厚朴花五分　羚羊（角）五分

水煎温服。

【按语】竹茹味甘，性微寒，入肺、胃、胆经。本品味甘而淡，气寒而滑，既能清肺燥、清化痰热、清热除烦，又能清胃热、止呕吐。羚羊角味咸,性寒,归肝、心经,具有平肝熄风、清肝明目、散血解毒之功。厚朴行气化湿,温中止痛,降逆平喘。本品苦辛而温,辛温能燥湿散结,苦能下气行滞,以行气滞,散实满,燥湿除胀为见长。既能下有形之实满,又能散无形之湿满。鲜青果味甘、涩、酸,性平,有清热、利咽、生津、解毒之功。

张仲元以羚羊角少许清热,竹茹、厚朴燥湿运脾,鲜青果调味生津,共奏滋胃和中之效,代茶饮使得口感更好,药力持久。

十、育神化痰代茶饮

【医案】

(光绪三十四年)十月二十二日寅刻,张仲元、戴家瑜谨拟皇太后育神化痰代茶饮。

朱茯神二钱　朱麦冬二钱　橘红八分署内　鲜青果十个去尖研

水煎温服。

【按语】茯神味甘、淡,性平,入心、脾经,因本品抱木心而生,故入心者居多,功专导心经之痰湿,以开心益智、镇静安魂养神。麦冬润肺清心,养胃生津。本品甘寒质润,能养阴生津润燥,苦寒能清热,入肺、心、胃三经,能清养肺胃之阴,生津润燥,且可清心而除烦。橘红味苦、辛,性温。本品性较燥烈,长于燥湿化痰,亦能理气健脾,还有发表之意。鲜青果味甘、涩、酸,性平,有清热、利咽、生津、解毒之功。

张仲元对皇太后平时调理,安神之外不忘化痰,运用茯神、麦冬安神清心,橘红化痰健脾,再加少许鲜青果调味生津,使得神得养,脾得安。

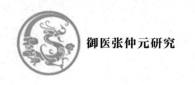
十一、益气生津代茶饮

【医案】

(光绪三十四年)十月二十二日午刻,张仲元、戴家瑜谨拟皇太后益气生津代茶饮。

人参六分　鲜石斛二钱　麦冬二钱去心　鲜青果五个去尖研　老米一两

水煎温服。

【按语】张仲元运用人参补元气、生津液,石斛、麦冬养胃益阴,加用鲜青果调胃生津。代茶饮的方式使慈禧太后疗效倍增。

第二节　膏方丹丸脉案处方选议

对于一些慢性疾病的调治,为便于长期服务,张仲元采用丸散膏方等剂型,效果很好,脉案中多有记载。

一、内　用

(一)神效活络丹

张仲元在治疗慈禧太后过程中应用神效活络丹治疗肝经瘀滞湿痰。慈禧太后患面风痉挛,亦即面神经痉挛,最初脉案记载见于光绪二十八年四月初七日之"目皮瞤动",四月初八日亦载

"目皮掣动,筋脉不爽",四月初九日更为明确,载"目皮颊旁筋脉有时掣动",四月二十五日载"目皮颊间跳动,以致视物不爽",五月十八日载"目皮颊旁时作瞤动",并无肢体瘫痪及口眼㖞斜症状,其诊断自应是面神经痉挛。此时慈禧太后已年迈,六十七岁,虽然以后此症得到控制,但已越年,观这一年所用医方,多清肝熄风通络之品。正月二十一日所用白菊花、僵蚕及橘络水煎化服苏合丸一角已见端倪;四月初七日以后医方,与羚羊钩藤汤近似,加减进退,羚羊角一剂二钱或一钱五分或八分,孟诜《食疗本草》谓其可"治筋骨急强中风"。案中并用多种治法,丸剂用神效活络丹加减,近似《卫生鸿宝》之大活络丹,以治筋脉拘急;外治用僵蚕、全蝎、香皂敷面,熄风活络;更用《直指方》章正散加减水煎热熏温洗,疗内生之风;另用风药煮鸡蛋局部熨用,可供临床参考。

> **【医案】**
>
> 　　(光绪二十八年)五月十八日,全顺、张仲元请得老佛爷脉息左关弦而近数,右寸关沉滑。胃阳滞热稍清,惟肝经瘀滞湿痰,目皮颊旁时作瞤[瞤]动。今议用神效活络丹加减,每进一丸,白开水调服外,仍用敷面法调理。
>
> 　　神效活络丹加减
>
> 　　胆星二钱　防风一钱五分　前胡一钱五分　羌活一钱五分　川芎一钱五分　全蝎一钱五分　橘红二钱老树　苍术一钱五分　川郁金一钱五分　白附子一钱五分　当归一钱五分　乌药一钱五分　香附一钱五分炙　茯神二钱　石菖蒲一钱五分　麻黄二钱　牛黄八分　川附子八分　钩藤三钱　白芷一钱五分　天麻一钱　麝香四分　冰片四分　苏合油一钱　僵蚕三钱炒　生地三钱次　杭芍三钱炒　羚羊(角)二钱
>
> 　　共为细面,炼蜜为丸,每丸重一钱,蜡皮封固。(四月初九日,全顺、张仲元谨拟)

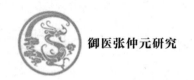

【按语】神效活络丹全方药味近三十,系从《圣济总录》活络丹化裁,具有疏肝活血、除湿化痰之用,列于风门。主治风湿诸痹,肩臂腰膝筋骨疼痛,口眼歪斜,半身不遂,行步艰难,筋脉拘挛等症。本丹重在活络,络脉通则气血畅,风寒湿痹可除。活络即可活血,血行风灭,因而本方用治麻木拘挛、疼痛等症亦效。宫中御医常据此增损以治慈禧太后面风。张仲元运用清肝热之羚羊角,平肝熄风之天麻、钩藤、僵蚕,养肝阴之白芍、生地,活血行气之当归、川芎、香附,祛风解毒之白芷、羌活、防风,暖下焦之乌药、附子,化痰健脾之苍术、石菖蒲、橘红,共奏祛风活络、活血行气之效。

(二)润肺和肝膏

【医案】

(光绪十年)九月十三日,张仲元谨拟老佛爷润肺和肝膏。

党参五钱　生薏米一两　麦冬八钱　橘红四钱老树桑叶八钱　枇杷叶八钱炙包煎　杭芍六钱　石斛八钱　甘草三钱　炒枳壳四钱

共以水煎透,去渣,再熬浓汁,少兑炼蜜为膏,每服三钱,白开水冲服。

【按语】张仲元运用缓肝润肺之法治疗肝火犯肺证,对于老佛爷长期肝旺肺气不和的慢性病证作用良好,用麦冬石斛养肺阴、润肺燥,用桑叶、枇杷叶、橘红顺降肺气,止咳化痰,用党参、薏苡仁培土生金,养护脾胃,白芍养肝之体,枳壳调畅中焦之气机。

(三)调肝和胃膏

【医案】

(光绪十年)五月十九日,张仲元谨拟老佛爷调肝和胃膏。

党参三钱　生杭芍四钱　金石斛四钱　桑叶四钱　竹茹三钱　焦三仙九钱　广木香八分研　枳壳二钱炒　橘红一钱五分老树　生甘草一钱　生于术二钱

共以水煎熬透,去渣再熬,浓汁兑炼蜜收膏,每服五钱,白开水冲服。

五月二十二日,照原方。

【按语】张仲元在调肝和胃方面,同时顾护老佛爷肝脾肺胃之功,运用党参、白术健脾和胃,木香、枳壳调畅脾胃气机,竹茹降胃气,甘草调和诸药,运用焦三仙以健脾和胃消食,同时配用桑叶以调降肺气,肝肺气机得顺。

(四)理脾调中化湿膏

【医案】

(光绪三十年)四月初十日,张仲元、姚宝生谨拟老佛爷理脾调中化湿膏。

潞党参六钱　炒生于术各三钱　广皮三钱　姜连二钱研　炒神曲四钱　炒谷芽四钱研　壳砂三钱研　麦冬六钱云茯苓六钱　炙香附四钱研　藿梗三钱　炙甘草四钱

共以水煎透,去渣,再熬,浓汁少兑炼蜜为膏,每服一匙,白开水冲服。

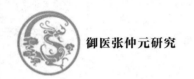

【按语】张仲元理脾调中,运用四君子汤培补脾土,四君子汤为健脾之经典方剂,方中党参为君,甘温益气,健脾养胃;臣以苦温之白术,健脾燥湿,加强益气助运之力;佐以甘淡茯苓,健脾渗湿,苓术相配,则健脾祛湿之功益著;使以炙甘草,益气和中,调和诸药。四药配伍,共奏益气健脾之功。香附、霍梗调畅气机。神曲、谷芽健胃消食。脾胃同调,肝脾同治。

(五)调中清热化湿膏

【医案】

(光绪三十年)五月初六日亥刻,张仲元、姚宝生谨拟老佛爷调中清热化湿膏。

云茯苓六钱研　广皮三钱　生于术三钱　酒连二钱研酒芩三钱　泽泻四钱　炒枳壳三钱　香附四钱炙　生杭芍六钱　建曲三钱　次生地六钱　木香二钱研　霜桑叶四钱甘草二钱

共以水煎透,去渣,再熬,浓汁少兑炼蜜为膏,每服一匙,白开水送服。

【按语】张仲元在治疗老佛爷胃内湿滞蓄热证,应用调中化湿法,注重调养脾胃,同时清利上中焦之湿热,配以疏肝调气之药,使中焦气机得疏,脾胃功能得渐,湿热得去。泽泻配茯苓,利水而无伤脾气;茯苓得泽泻,利水除湿之力倍增。茯苓长于渗湿而益脾,白术长于健脾而燥湿。脾喜燥而恶湿,二药配用,一燥湿一渗湿,运利结合,使水湿除而脾气健,健脾气而又运水湿,为平补平利之剂。攻中寓补,补中寓攻,升清降浊,利水除湿,共奏健脾利湿之功。黄连、黄芩、桑叶清泻肝胃郁热,香附、枳壳、木香理气和中。

（六）明目延龄膏

【医案】

　　（光绪三十年）七月十七日，张仲元谨拟老佛爷明目延龄膏。

　　　霜桑叶一两　菊花一两

　　　共以水熬透，去渣，再熬，浓汁少兑炼蜜收膏，每服三钱，白开水冲服。

　　【按语】桑叶味辛、甘，性寒，归肺、肝、胃经，具有疏风散热、清肺润燥、清肝明目的作用。其疏风热善行头面，清火热善凉肺肝。菊花味辛、甘、微苦，性凉，归肺、肝、胃经，具有疏风散热、清肝明目、清热解毒的作用。其辛散不增燥热，苦凉不碍脾胃，能散能补，可外可内，为疏风清热、清肝明目之佳品。张仲元以桑叶配菊花，桑叶轻清发散，能升能降，宣肺疏风，偏于入肺经走肺络；菊花质轻气凉，轻清走上，善疏风清热、平肝熄风、明目清头，偏于入肝经而明目。二药相须为用，一偏于疏散，一偏于清热，内伤、外感均可选用。

（七）明目延龄丸

【医案】

　　（光绪三十一年）七月二十七日，张仲元谨拟老佛爷明目延龄丸。

　　　霜桑叶二钱　菊花二钱

　　　共研极细面，炼蜜为丸，如绿豆大，每服二钱，白开水送下。

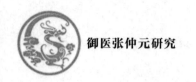

【按语】张仲元除了应用延龄膏,还经常应用丸药,日常服用。桑叶、菊花均为清热散风、平肝明目药,为丸久服更好,入丸剂量偏小,方便长期服用。

(八)牵正丸

【医案】

(光绪二十八年)八月初五日,庄守和、张仲元谨拟老佛爷牵正丸。

白附子五钱　僵蚕五钱　全蝎四钱去毒

共研细面,炼蜜为丸,如绿豆大,每服二钱,白开水送服,随饮烧酒一、二口。

【按语】白附子味辛、甘,性温,有毒,归胃、肝经,具有祛风豁痰、散结消肿的作用,生品擅于祛风痰、定惊搐、解毒止痛;炮制后,能增强祛风痰作用,并能消除麻辣味。僵蚕味咸、辛,性平,归肝、肺经,具有熄风止痉、解毒散结的作用。全蝎味辛,性平,有毒,归肝经,具有熄风止痉、通络止痛、解毒散结的作用。其作用在于辛散、串透、攻毒,为治外风之要药。

张仲元治疗老佛爷面风之病,应用牵正丸具有祛风化痰、通络止痉的作用。方中白附子辛温燥烈,入阳明经而走头面,以祛风化痰,尤其善散头面之风为君。全蝎、僵蚕均能祛风止痉,其中全蝎长于通络,僵蚕且能化痰,合用既助君药祛风化痰之力,又能通络止痉,共为臣药。用热酒调服,以助宣统血脉,并能引药入络,直达病所,以为佐使。

（九）菊花延龄膏

【医案】

（光绪三十一年）十一月初四日，张仲元、姚宝生谨拟老佛爷菊花延龄膏。

鲜菊花瓣，用水熬透，去渣，再熬，浓汁少兑炼蜜收膏。

【按语】光绪三十一年慈禧脉案记载："十一月初二日巳刻，姚宝生请得老佛爷脉息左关弦数，右寸关洪大而滑。肝经有火，肺胃蓄有饮热，气道欠舒，目皮眩涩，胸膈有时不畅"等语，前后除用此方外，并有用明目延龄丸等清肝明目方者。此方仅鲜菊花瓣一味，其疏风、清热、明目之功效当更强。菊花入肺、肝二经。《圣济总录》以此药加甘草为末，治"目赤头眩"。《救济方》以此药加蝉蜕为末，治"病后生翳"。此类方药对老年眼疾尤为适宜。现代医学表明，本药有明显扩张冠脉、增加冠脉流量、减慢心率、增加心肌收缩力之功效，其具有长寿效益，实属可信。故景焕《牧竖闲谈》称："真菊延龄，野菊泄人。正如黄精益寿，钩吻杀人之意。"

（十）养血柔肝丸

【医案】

（光绪三十年）十一月十三日，张仲元谨拟老佛爷养血柔肝丸。

当归二钱　川芎一钱　次生地三钱　酒杭芍二钱

共研极细面，炼蜜为丸，如绿豆大，每服二钱，白开水送服。

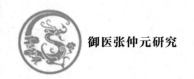

【按语】张仲元运用四物汤为底方,养血调肝,用蜜丸调服,使肝血得调,肝阴得养。当归性柔而润,补血调经,活血止痛,祛瘀消肿,润燥滑肠;川芎辛温香窜,行气活血,祛风止痛。当归以养血为主,川芎以行气为要,二药相伍,互制其短而展其长,气血兼顾,养血调经,行气活血、散瘀止痛之力增强。当归配白芍,补血而不滞血,行血而不耗血。

(十一)养阴理气膏

【医案】

(光绪三十二年)二月初七日,张仲元、姚宝生请得老佛爷脉息左关弦数,右寸关沉滑而数。肝经有热,肠胃气道欠舒。今议用养阴理气膏调理。

生杭芍六钱　羚羊(角)二钱　当归五钱　柏子仁五钱研　桃仁泥四钱　蒌仁四钱研　枳壳三钱炒　炒查肉六钱　条黄芩四钱　甘菊六钱　槟榔四钱炒　生甘草三钱

共以水煎透,去渣再熬浓(汁),兑炼蜜收膏,每服三钱,白开水冲服。

【按语】治疗老佛爷肝胃不和,肝经有热之证,应用白芍、当归、羚羊角、黄芩、甘菊养肝清热,桃仁、枳壳、槟榔、瓜蒌仁活血理气。张仲元养阴中不忘调气,调气中不失活血,活血中顾护肝血,调和肝脾气机。

(十二)养阴理脾膏

【医案】

(光绪三十二年)二月十三日,张仲元、姚宝生请得老佛爷脉息左关弦数,右寸关滑而近数。肝脾有热,肠胃气道欠舒。今议用养阴理脾膏调理。

　　生杭芍六钱　　羚羊(角)二钱　　全当归五钱　　黄芩五钱　　柏子仁五钱研　　人参三钱　　生于术四钱　　甘草三钱　　炒枳壳三钱　　木香二钱　　广砂四钱研　　茯神六钱

　　共以水煎透,去渣再熬浓汁,兑炼蜜收膏,每服三钱,白开水冲服。

【按语】本方重在清肝养阴,理脾行气。方中以白芍、羚羊角清肝热,养肝血,白芍与当归同用补血行血。白术健脾化湿,砂仁行气。砂仁味辛,性温,归脾、胃、肾经,具有行气化湿、温脾止呕的作用,生品长于化湿行气、醒脾和胃。张仲元往往肝脾同调,脾胃同治,同时清上焦之热。

(十三)扶元清热化湿膏

【医案】

　　(光绪三十二年)闰四月初六日,张仲元、姚宝生谨拟老佛爷扶元清热化湿膏。

　　人参八分　　生于术一钱五分　　广皮二钱　　茅术炭一钱存性　　酒连二钱　　干麦冬四钱　　泽泻三钱　　石莲肉四钱　　桑叶四钱　　云茯苓五钱　　甘菊三钱　　甘草梢二钱

　　共以水煎透,去渣再熬浓汁,少兑炼蜜收膏,每服二钱,荷叶露冲服。

【按语】张仲元应用泽泻泻肾火,黄连泻心火,桑叶泻肺火,用四君子汤补益中焦,健脾化湿,使得热祛土安,配合菊花清利肝热,陈皮理气和中,麦冬养阴清热,甘草调和诸药,全方共奏清

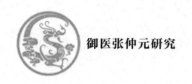

热调中化湿之法。荷叶露冲服,加强利湿、升清阳之效。

(十四)调中畅脾膏

【医案】

(光绪三十四年)三月十二日,张仲元谨拟老佛爷调中畅脾膏。

连翘三钱　银花五钱　茯苓六钱　于术五钱　广皮四钱　厚朴四钱　东查[楂]六钱　鸡内金六钱雄　木香二钱　法夏四钱　槟榔三钱　神曲五钱　麦芽五钱　黑丑三钱　白蔻二钱　溏瓜蒌五钱　甘草三钱　甘菊三钱　青皮五钱　莱菔子四钱

用香油三斤,将叶炸枯,滤去渣,入黄丹二斤,老嫩合宜,收膏。

【按语】张仲元运用双花连翘清上焦之热,焦三仙及青皮、木香、莱菔子等药和胃降气,调节脾胃之气机,加之二陈汤等健脾燥湿之药,共奏调中、健胃、畅脾之功,能理气、化积、行水,于腹胀、少食、嘈杂有效。

(十五)启脾益寿膏

【医案】

(光绪三十四年)九月二十九日,张仲元、李德源、戴家瑜谨拟皇太后启脾益寿膏。

炙香附六钱　川郁金五钱研　炒枳壳五钱　于术六钱　焦曲八钱研　鸡内金一两二钱雄　东查[楂]肉一两　茯苓八钱　川厚朴五钱　广皮六钱　柴胡四钱醋炒　升麻三钱

158

粉葛根四钱　潞党参五钱　抚芎三钱　杭芍五钱　生甘草三钱

用香油五斤,将药炸枯去渣,兑黄丹二斤八两收膏,倾入水内,以去火气。

本方减升麻,加黄连三钱、术通三钱。

【按语】张仲元运用四君子汤健脾益气,升麻葛根升阳,枳壳、厚朴开脾胃之气机,焦神曲、山楂和胃消食。香附、郁金、柴胡、川芎、白芍养肝疏肝,枳壳、厚朴、焦神曲、鸡内金、山楂理气消食和胃。炼膏常食可调后天之本,启脾益寿。

二、外　用

(一)祛风活络贴药方

【医案】

(光绪三十年)正月二十七日,庄守和、张仲元、姚宝生谨拟老佛爷祛风活络贴药方。

防风三钱　白芷三钱　白附子二钱　僵蚕三钱　天麻二钱　薄荷一钱五分

共研细面,兑大肥皂六两,蒸透,合[和]匀,随意敷用。

【按语】张仲元运用防风、薄荷解表祛风,解郁滞能透达三焦,天麻、白芷、白附子、僵蚕祛风痰活络。全方外用,共奏祛风活络之用。

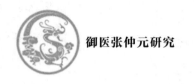

（二）正容膏

【医案】

（光绪二十八年）八月初五日，庄守和、张仲元谨拟老佛爷正容膏。

蓖［萆］麻子五钱去皮　冰片六分

共捣成泥，敷于患处，左喎敷右，右敷左。

【按语】萆麻子味甘、辛，性平，有毒，归大肠、肺经，具有消肿拔毒、泻下导滞、通络利窍的作用。冰片味辛、苦，性微寒，归心、脾、肺经，具有开窍醒神、清热止痛、明目退翳的作用。张仲元运用萆麻子消肿利窍通络，冰片清热开窍醒神，自拟正容膏长期敷面，可以清热开窍，正容利窍。

（三）牵正散

【医案】

（光绪三十二年）八月十六日，张仲元、姚宝生谨拟皇太后牵正散。

草［萆］麻子五钱去皮　全蝎一钱五分去毒　白附子五钱

共研细，兑大角子一两五钱，合［和］匀摊于布上，贴风府穴。

【按语】张仲元运用牵正散治疗皇太后面风，取其熄风止痉、通络解毒之用。萆麻子味甘、辛，性平，归大肠、肺经，具有消肿拔毒、泻下导滞、通络利窍之效。全蝎味辛，性平，归肝经，具有熄风止痉、通络止痛、解毒散结之功。其作用在于辛散、串通、攻毒,为治外风之要药。白附子味辛、甘,性温,具有祛风豁痰、散结消肿的作用,生品擅于祛风痰、定惊搐、解毒止痛;炮制后,能增强祛风痰的作用。

(四)清热明目洗眼方

【医案】

(光绪三十二年)六月二十四日,张仲元、姚宝生谨拟老佛爷清热明目洗眼方。

甘菊三钱　霜桑叶三钱　银花三钱　薄荷三分　黄连八分研　夏枯草三钱

水煎熏洗。

【按语】张仲元运用菊花、夏枯草、薄荷清肝热,桑叶清肺热,黄连清心火,水煎熏洗,使得上焦热清,肝平目明。

(五)熏洗药方

【医案】

(光绪三十四年)六月十六日,张仲元、李德源谨拟老佛爷熏洗药方。

广皮六钱　石榴皮四钱　蛇床子八钱　升麻三钱　银花四钱　白芷三钱　蕲艾八钱　甘草八钱

水煎,滤去渣,熏洗。

【按语】此方熏洗,重用蛇床子及蕲艾。按蛇床子即《本经》之蛇米,《广雅》之蛇粟。功能温肾助阳,祛风燥湿杀虫,治女子带下阴痒,子宫寒冷不孕,男子阳痿及阴囊湿疹,以及风湿痹痛,均效。今人以之治滴虫性阴道炎,取得一定效果。《方氏脉症正

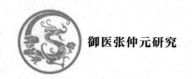

宗》称善治白带之因于寒湿者;《金匮要略》称蛇床子散则用治妇人阴寒,为温阴中坐药。蛇床子乙醇提取物,能延长去势鼠之动情期,卵巢及子宫质量增加,有激素样作用。艾叶亦治带下疥癣等。《本草汇言》用治妇人带下淋沥。其他诸药或酸收,或解毒,或升提,或祛风。故分析此方以治慈禧太后妇科病白带多可能性最大,治关节疾患可能性小。

第四章　杂病辨治精华

第一节　内伤脾胃，百病由生，调肝理脾和胃，气畅疏通湿祛

一、调"肝"为枢，调"脾胃"为本

疗内伤疾病，张仲元根据疾病性质的不同，患者体质的差异，结合脏腑的生理特点，脏腑间生克制化特点和病理传变规律，灵活采用脏腑辨证，临证多以肝肾脾胃论治。

其诊疗慈禧太后诸疾，多从肝脾胃论治，治肝之清肝火、养肝阴、疏肝气为法，多以菊花、郁金，佐以白芍、羚羊角、生地等，健脾和胃之四君子汤、二陈汤、焦三仙、枳壳、竹茹等，均为常用药物。这与慈禧太后情志不遂、肝气郁结、素体正虚，日久形成土木失和、郁而化热、湿热蕴结之证相符。

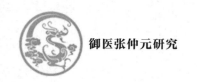

光绪帝复杂、缠绵之病情，既因其禀赋不足、素体虚弱，又与其政治失意、情志抑郁有关。张仲元等御医为之请脉，化繁为简，多以补肾培元、健脾和中、疏肝柔肝等法调治肝脾肾三脏。

张仲元非常重视调“肝”。晚清宫中事务繁杂，内忧外患，导致宫内皇室长期压力较大，用心复杂，多情志不遂，肝郁气滞，所以作为太医院院判，张仲元在诊治慈禧过程中，调肝为枢，治病疗效颇优。

另外，张仲元非常重视调理中焦。清宫皇室多忧思过度，尤其慈禧等经多方政变，垂帘听政，劳心劳力，平时运动较少，忧思伤脾，加之情志不遂，肝气郁结，木旺克土，多出现脾胃中焦不利之证，脾胃为后天之本，气血生化之源，脾胃功能直接影响五脏气血津液生化、运行、输布的正常功能，所以张仲元在平时诊疗过程中也很重视调脾胃。

(一)调肝健脾，调气机之滞

肝与脾的生理联系，主要表现在饮食物消化过程中疏泄与运化的相互为用和血液运行中藏血与统血的相互协调方面。肝主疏泄，调畅气机，协调脾胃升降，并疏利胆汁，泄于肠道，促进饮食物的消化和水谷精微的吸收与转输。脾气健旺，气血生化有源，肝体得以濡养，亦有利于肝气疏泄功能的发挥。张仲元治疗慈禧[illegible]多用调和肝脾法，药多以茯苓、党参、白术健脾，香附、麦芽疏肝，白芍敛肝阴，羚羊角清肝热，使肝气调，脾气和。

【医案1】

(光绪三十二年)四月初六日,张仲元请得老佛爷脉息左寸关弦数,右寸关沉滑。肝阴有热,脾气郁遏,以致谷食不香,头目眩晕。今用清肝畅脾之法调理。

细生地四钱　生杭芍三钱　黄连炭八分研　橘红一钱五分老树　于术炭三钱　云茯苓四钱　焦曲三钱　泽泻二钱　莱菔子炭一钱五分研　生甘草一钱

引用荷梗一尺。

本方加荸荠七个切片,灯心一子,芦根一把。

四月初七日,张仲元、姚宝生请得老佛爷脉息左关弦数,右寸关滑数。肝阴有热,中气不舒,以致谷食欠香,头目眩晕。今用清肝理脾之法调理。

细生地三钱　杭芍三钱　酒连炭一钱　橘红一钱老树　生于术二钱　云苓四钱　莱菔子炭一钱五分研　泽泻二钱　炒神曲二钱　桑叶三钱　焦枳壳一钱　甘草一钱

引用荸荠七个切片、灯心一子。

【按语】近两日老佛爷肝脾不和,纳呆头晕,予清肝畅脾治疗,生地、白芍滋阴清热,黄连清利湿热,桑叶清肝降火,茯苓、白术健脾益气,橘红、枳壳、莱菔子行气化痰,灯心清利心火,全方降火清肝健脾行气。

【医案2】

(光绪三十二年)十一月十四日,张仲元、姚宝生请得皇太后脉息左关沉弦,右寸关缓滑,神力皆好。惟气道稍有未舒。谨拟益气调中之法调理。

人参八分　生于术八分　广皮八分　炒谷芽三钱　桂

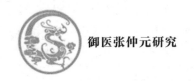

枝八分　炙甘草五分

引用霜桑叶一钱，未煎。

【按语】此日皇太后精神较好，仍有左关弦、右寸关滑，中焦脾运不健，故以健脾调中之法，以四君子汤加减，人参、炙甘草健脾益气，白术健脾化湿，陈皮理气化痰，桂枝温通经脉，桑叶清利肝火，谷芽消食护胃，全方以补脾为主，补中有行，使补而不滞。

【医案3】

(光绪三十二年)十一月十七日，张仲元、姚宝生请得皇太后脉息左关沉弦，右寸关缓滑，神力皆好。惟中焦稍有郁热。谨拟和中调气之法调理。

人参五分研　生于术五分　麦冬一钱五分　炒枳壳八分　陈皮七分　甘草五分

引用霜桑叶一钱五分。

【医案4】

(光绪三十二年)十一月十九日，张仲元、姚宝生请得皇太后脉息左关沉弦，右寸关滑而稍数，神力皆好。惟肺胃稍有滞热。谨拟调中清扬之法调理。

霜桑叶一钱五分　苦梗七分　炒枳壳七分　谷芽三钱炒　广皮七分　荷蒂七个

引用鲜青果七个研。

【按语】十九日皇太后出现肺胃郁热，脉象不显，张仲元调整处方，方中去热性之人参、温性之白术，加桔梗清肺利气，同时配枳壳、陈皮理气化痰，谷芽消食护胃，调郁热为主，健脾胃为辅。

（二）调肝养胃，治木旺乘土

张仲元在调理慈禧太后疾病中，对于肝旺乘胃土，导致纳食不香、膈间不爽等症，运用调和肝胃法调理，应用白芍敛肝阴、养肝体、柔肝性，菊花清肝火，竹茹降胃气、化痰涩，石斛、知母益胃养阴、生津润燥，肝胃得和，病证自除。

【医案1】

（光绪二十九年）二月二十七日，张仲元请得老佛爷脉息左关弦数，右寸关滑数，重按鼓指。表感已解，惟肺气郁遏，肠胃蕴热，熏蒸上焦，以致时作咳嗽，唾吐痰粘[黏]，目皮发眩，谷食欠香，身肢较倦。今用清热和中饮调理。

生杭芍三钱　桑叶三钱　菊花三钱　槐花二钱炒　酒连五分研　羚羊（角）一钱　枳壳二钱炒　天冬三钱

引用鲜青果七个研、鲜芦根一支切碎。

【按语】近日老佛爷咳嗽，食欲缺乏，倦怠，加之平素肝旺，肠胃蕴热，张仲元拟用清热和中法，以黄连清中焦湿热，桑叶、菊花、羚羊角、槐花清肝热，白芍养阴柔肝，芦根、天冬清热生津。

【医案2】

（光绪二十九年）二月二十八日，张仲元请得老佛爷脉息左关弦数，右寸关滑数，重按鼓指。肝肺气道欠调，肠胃蕴热，以致头闷不爽，目皮发眩，时作咳嗽，唾吐痰粘[黏]，谷食欠香，身肢较倦。今用清热和中饮调理。

枇杷叶三钱炙　桑叶三钱　菊花三钱　天冬三钱　炒枳壳二钱　石斛三钱　紫菀三钱　甘草八分

引用鲜青果七个研、羚羊（角）一钱、鲜芦根一支切碎。

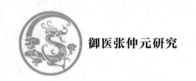

【按语】一日后老佛爷仍留有症状,咳嗽黏痰,方中减羚羊角等清热药,加用石斛养阴清热,紫菀止咳化痰,以助效力。

【医案3】

(光绪二十九年)二月二十九日,张仲元请得老佛爷脉息左关弦数,右寸关滑数,重按鼓指。肺经寒大未清,肝胃蕴热尚盛,以致头闷不爽,目皮发眩,时作咳嗽唾吐痰粘[黏],谷食欠香,身肢较倦。今用清热和中饮调理。

霜桑叶三钱　菊花三钱　石斛三钱金　天冬三钱　川郁金三钱研　羚羊(角)一钱五分　牛蒡二钱炒研　白前三钱

引用鲜青果七个研、鲜芦根一支切碎。

照本方减牛蒡、白前,加陈皮、槟榔各一钱。

【医案4】

(光绪二十九年)二月三十日,张仲元谨拟老佛爷清热和中之法。

霜桑叶三钱　菊花三钱　天冬三钱　酒芩二钱　炒枳壳二钱　羚羊(角)钱半　元参四钱　甘草一钱

引用鲜青果七个、一捻金一钱煎、川郁金二钱研。

【按语】近几日老佛爷症状反复,张仲元予清热和中法,清肝火,清利头目,调中焦气机,行气化滞,同时配以养阴止咳为用,肝脾同调,脾胃同治。

(三)健运脾胃,疗中气之疾

脾为后天之本,气血生化之源。张仲元在治病过程中非常重视调脾脏气血功能,脾主运化涉及对饮食物的消化吸收,精微物质的转运输送及转化为精、气、血、津液等生命活动基本物质的全过程。在疾病调理过程中,调脾也非常重要,脾升清。张仲元在健运中气多采用四君子汤为底方。正如《医方考》所说:"夫面色萎白,则望之而知其气虚矣;言语轻微,则闻之而知其气虚矣;四肢无力,则问之而知其气虚矣;脉来虚弱,则切之而知其气虚矣。"方中人参为君,甘温益气,健脾养胃;臣以苦温之白术,健脾燥湿,加强益气助运之力;佐以甘淡茯苓,健脾渗湿,苓术相配,则健脾祛湿之功益著;使以炙甘草,益气和中,调和诸药,四药配伍,共奏益气健脾之功。

【医案1】

(光绪三十二年)四月二十四日,张仲元、姚宝生请得老佛爷脉息左关弦而稍数,右寸关沉滑。湿热见轻,气道尚有未畅。今议用理气化湿之法调理。

茯苓四钱　人参一钱研　生于术二钱　泽泻二钱　扁蓄二钱　瞿麦三钱　石莲肉三钱研　当归三钱　淮[怀]牛膝二钱　广皮一钱五分　朱麦冬四钱　草梢三钱

引用知母二钱盐炒。

【医案2】

(光绪三十二年)四月二十五日,张仲元、姚宝生请得老佛爷脉息左关弦而稍数,右寸关沉滑。湿热见轻,脾元未畅。今议用理气化湿之法调理。

云茯苓四钱　人参一钱研　生于术一钱五分　泽泻一钱五分　石莲肉三钱研　瞿麦三钱　海金沙三钱　当归三钱　淮[怀]牛膝二钱　草瀣[薢]三钱　朱麦冬三钱　草梢三钱

引用竹叶一钱、知母二钱。

【按语】近日老佛爷症状减轻,仍有脾虚,张仲元以健脾化湿

法,予四君子方健脾益气,加用莲肉增加健脾之功,泽泻、瞿麦、海金沙、草薢利湿,竹叶清热利尿,全方以健脾为主,佐以利水清热。

【医案3】

(光绪三十二年)四月二十六日,张仲元、姚宝生请得老佛爷脉息左关沉弦,右寸关沉滑。脾胃欠和,湿热不净。今议用和中化湿之法调理。

云茯苓四钱　人参一钱研　生于术二钱　广皮一钱五分　法半夏一钱五分　酒连一钱五分研　石莲肉三钱研　泽泻二钱　川草薢[薢]三钱　瞿麦三钱　淮[怀]牛膝二钱　草梢二钱

引用朱麦冬三钱。

【医案4】

(光绪三十二年)四月二十六日未刻,张仲元、姚宝生请得老佛爷脉息左关浮而稍数,右寸关滑数。内蓄湿热,微感风(凉)。今议用清解化湿饮调理。

牛蒡子三钱研　苏叶六分　口防风一钱五分　甘菊三钱　广橘红一钱五分　酒芩二钱　川草薢[薢]三钱　瞿麦三钱　云茯苓三钱　麦冬三钱　霜桑叶三钱　草梢二钱

引用竹叶一钱。

【按语】近日老佛爷湿热之余,出现风凉外感,张仲元在健脾之中,加入疏散风热、化痰理气之药,意在标本兼治。

二、疗消化不佳,以肝脾胃论治

张仲元诊疗慈禧太后、李莲英等患者饮食不香、消化较慢之证,先后辨证为脾胃虚弱、胃气不和、肝脾不调等诸多证型,分别采用健脾和胃、益气健脾、甘温益气、调和肝脾等不同治法及方药。

（一）平胃化滞法

张仲元诊治慈禧太后,多见谷食欠香为脾胃蓄滞未清。无论情志、饮食、安寝等原因,均可以导致脾胃气滞,而发诸症,故张仲元多采用平胃化滞法治疗饮食欠佳等症,多应用焦三仙开脾胃、导食滞;陈皮、枳壳、厚朴、莱菔子行气开脾,畅中焦之气机;白术、白芍养肝脾以助胃行其职。

【医案1】

（光绪三十三年）五月十六日,张仲元请得老佛爷脉息左关沉弦,右寸关沉滑有力。肝胃之气欠调,蓄滞未清,脾元消化尚慢,以致胸膈不畅,口中味苦,谷食欠香,经络串凉,身肢觉倦。今用调中平胃化滞之法调理。

生杭芍三钱　陈皮二钱　厚朴二钱炙　炒枳壳二钱
焦麦芽四钱　焦（山）楂三钱　炒白术二钱　莱菔子二钱炒研

引用壳砂八分研。

【医案2】

（光绪三十三年）五月十七日,张仲元请得老佛爷脉息左关沉弦,右寸关沉滑有力。肝胃气道未调,蓄滞未清,脾元消化尚慢,以致胸膈不畅,口中味苦,腹中微疼,大关防欠调,谷食不香,身肢觉倦。今用照原方加减调理。

党参二钱　云苓三钱　炒杭芍三钱　陈皮二钱　厚朴二钱炙　木香八分研　焦麦芽三钱　甘草一钱

引用焦曲三钱。

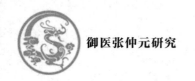

【按语】老佛爷平素脾虚,素有脾胃气滞之证。本医案张仲元治以平胃化滞法,以平胃散加减用方。方中取平胃散厚朴、陈皮之用,厚朴苦温芳香,行气散满,助苍术除湿运脾。陈皮理气化滞,合厚朴以复脾胃之升降;加用党参、茯苓补脾化湿,木香健胃理气、消食化滞。全方补脾胃,行气滞。

(二)调和肝胃法

中医认为,肝属木,脾胃属土,在五行学说中,肝木克脾土;在消化方面,脾主运化,摄入人体内的饮食物,必须经过脾胃共同作用,才能使水谷化为精微并输送到全身各脏腑组织器官,但脾胃的消化吸收功能与肝的关系极为密切。张仲元在调理慈禧太后疾病中,对于肝旺乘胃土,导致纳食不香、膈间不爽等症,运用调和肝胃法调理,应用白芍敛肝阴、养肝体、柔肝性,菊花清肝火,竹茹降胃气、化痰涎,石斛、知母益胃养阴、生津润燥,肝胃得和,病证自除。

【医案1】

(光绪二十九年)三月初二日,张仲元请得老佛爷脉息左关弦而稍数,右寸关滑数。肝胃欠和,肺气郁遏,以致膈间不爽,时作咳嗽,目皮发眩,谷食欠香。今用调和肝胃之法调理。

生杭芍二钱　竹茹二钱　菊花三钱　金石斛三钱　云茯苓三钱　知母二钱　橘红钱半老树　生甘草八分

引用鲜青果五个研、炒谷芽三钱。

三月初三日,照原方。

【医案2】

(光绪三十二年)五月十四日戌刻,张仲元请得老佛爷脉息左关沉弦,右寸关沉滑。肝气欠调,胃有蓄滞,脾元消化较慢,以致口中味苦,谷食不香,大关防欠调,身肢觉倦。今用调和肝胃之法调理。

生杭芍三钱　石斛三钱金　陈皮二钱　炒白术二钱
焦麦芽三钱　厚朴二钱炙　甘草一钱

引用鲜青果五个研。

【医案3】

(光绪三十二年)五月二十二日,臣力钧、张仲元、姚宝生请得皇太后脉息右关滑,左关弦。胃气未和,肝脉稍旺,消化迟缓。谨拟用和胃疏肝之剂调理。

西洋参八分　柴胡八分　茯苓一钱五分　当归一钱
牡丹皮一钱　陈皮八分　炒谷芽一钱五分　粉草六分

引用扁豆衣一钱。

【按语】以上三则医案都是调和肝胃法治疗老佛爷肝胃气滞之证。张仲元喜用柴胡、白芍、菊花疏肝、养肝、清肝,使肝血旺、气机畅、肝火平,用石斛甘寒养胃阴,白术健脾化湿,陈皮、厚朴行气导滞,麦芽消食护胃,全方肝脾胃同调,气顺脏安。

(三)健脾祛湿法

脾为后天之本,气血生化之源,脾喜燥而恶湿,脾气虚多生湿助痰,阻碍气机,脾胃功能失调,运化失司则出现纳食不香、痞闷不适等症。张仲元在治疗慈禧太后此类疾病时多采用健脾祛湿法,药多以四君子汤味健脾底方,加扁豆、薏苡仁、山药;莲子补益脾气,化湿祛浊;佐加陈皮、泽泻行气,淡渗利湿,使脾气得运,湿浊得化。

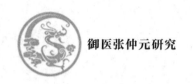

【医案1】

(光绪三十二年)五月初四日,庄守和、张仲元请得老佛爷脉息左关沉弦,右寸关滑缓。蓄湿见化,惟肝脾欠和,胃气尚未舒畅。今议用益气理脾化湿之法调理。

党参三钱　云茯苓四钱　于术三钱土炒　扁豆三钱炒蓋米四钱炒　炒山药三钱　广皮一钱五分　广砂八分研猪苓二钱　石莲肉二钱研　泽泻一钱五分　甘草八分

引用生姜二片、红枣肉三个。

【医案2】

(光绪三十二年)五月初八日,庄守和、张仲元请得老佛爷脉息左关沉弦,右寸关缓滑。脾胃欠和,化湿较慢。今议用益气健脾化湿之法调理。

人参三分　党参一钱五分土炒　于术二钱土炒　云茯苓三钱　藿梗五分　广皮七分　炙甘草一钱

引用生姜二片、红枣肉三个。

五月初九日,老佛爷照原方加炒槐角二钱研、子芩二钱。喜寿传煎药,又减去槐角、子芩。

五月初十日,老佛爷照原方减去槐角、子芩。

【按语】以上医案中张仲元以四君子汤加减治疗老佛爷脾虚湿盛之证,四君子汤补气健脾化湿,加行气导滞药物,使气得畅,湿化脾胃得安。扁豆健脾和中化湿,薏苡仁利水渗湿健脾,炒用后性平,甘淡渗利而兼补;山药平补脾肾;陈皮、砂仁行气导滞;生姜、大枣顾护脾胃,全方以健脾化湿为主线,佐以行气,使补而不滞。

(四)疏通导滞法

张仲元在诊治慈禧太后饮食不香之证时,如出现眼目发眩,时作嘈杂,脉息左关沉弦稍数,右关沉滑有力,证属气道欠畅,胃有宿滞,常常应用疏通导滞法,以焦三仙及一捻金消食导滞,通降胃气,使素滞得除,清阳得生,则饮食不香、眼目发眩、时作嘈杂诸症可解。再配以陈皮理气,鸡内金健脾消食,助脾胃导滞之力。

【医案1】

(光绪三十四年)三月初八日,张仲元请得皇太后脉息左关沉弦稍数,右关沉滑有力。气道欠畅,胃有宿滞,眼目发眩,时作嘈杂。谨拟调气化滞之法调理。

溏瓜蒌三钱研　通草一钱　焦三仙各二钱　鸡内金二钱　广皮一钱

引用一捻金一钱二分后煎。

【医案2】

(光绪三十四年)三月初九日,张仲元请得皇太后脉息左关沉弦稍数,右关沉滑有力。气道欠畅,胃有宿滞,眼目发眩,时作嘈杂。谨拟照原方调理。

溏瓜蒌三钱研　通草一钱　焦三仙各二钱　鸡内金二钱　广皮一钱

引用一捻金一钱二分后煎。

【医案3】

(光绪三十四年)三月初十日,张仲元请得皇太后脉息左关沉弦,右寸关沉滑有力。气道欠畅,胃有宿滞,眼目发眩,时作嘈杂。谨拟化滞缓中之法调理。

一捻金一钱五分　蜂蜜五钱

水煎两沸,空心温服。

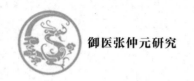

　　【按语】张仲元治疗皇太后胃有宿滞，胃中嘈杂之证，善用理气导滞方药，多使用焦三仙及一捻金。焦三仙消食健胃，其效确切。山楂善消食化积，破气化瘀、破泄之力较强。《本草纲目》："化饮食，消肉积。"本品能醒脾开胃，促进饮食，更长于消磨油垢肉积，止泻痢，且入肝经血分，散瘀血，化结消胀。麦芽健胃消食，舒肝回乳。本品是经大麦发芽而成，以消散为主，能升发脾胃之气而消化食积，更长于消化米面、诸果食积，常用于脾胃虚弱，食积不化，脘痞腹胀，不欲饮食。《别录》："消食和中。"神曲辛而不甚散，甘而不壅，温而不燥，为行气调中、消食开胃之佳品，适用于食积气滞、谷食不化、腹胀腹泻等。《药性论》："化水谷宿食，癥结积滞，健脾暖胃。"神曲与山楂二药同用，相须配对，可增强消食除积、破滞除满之力。山楂和麦芽二药合用，既能消肉食油腻之积，又能化麦面之积滞。三药组合可健脾消食和中。

　　（五）调和肝脾法

　　张仲元治疗慈禧太后消化较慢，食后嘈杂，多用调和肝脾法，药多以茯苓、党参、白术健脾，香附、麦芽疏肝，白芍敛肝阴，羚羊角清肝热，使肝气调，脾气和。

【医案1】

　　（光绪三十二年）五月初四日，庄守和、张仲元请得老佛爷脉息左关沉弦，右寸关滑缓。蓄湿见化，惟肝脾欠和，胃气尚未舒畅。今议用益气理脾化湿之法调理。

　　党参三钱　云茯苓四钱　于术三钱土炒　扁豆三钱炒
薏米四钱炒　炒山药三钱　广皮一钱五分　广砂八分研
猪苓二钱　石莲肉二钱研　泽泻一钱五分　甘草八分
　　引用生姜两片、红枣肉三个。

【按语】张仲元在调和肝脾中多采用四君子汤化裁。方中人参为君,甘温益气,健脾养胃;臣以苦温之白术,健脾燥湿,加强益气助运之力;佐以甘淡茯苓,健脾渗湿,苓术相配,则健脾祛湿之功益著;使以炙甘草,益气和中,调和诸药,四药配伍,共奏益气健脾之功。配合扁豆、薏苡仁、陈皮、猪苓健脾化湿,砂仁行气开胃。

【医案2】

(光绪三十二年)五月十四日戌刻,张仲元请得老佛爷脉息左关沉弦,右寸关沉滑。肝气欠调,胃有蓄滞,脾元消化较慢,以致口中味苦,谷食不香,大关防欠调,身肢觉倦。今用调和肝胃之法调理。

生杭芍三钱　石斛三钱金　陈皮二钱　炒白术二钱焦麦芽三钱　厚朴二钱炙　甘草一钱

引用鲜青果五个研。

【医案3】

(光绪三十三年)五月十六日,张仲元请得老佛爷脉息左关沉弦,右寸关沉滑有力。肝胃之气欠调,蓄滞未清,脾元消化尚慢,以致胸膈不爽,口中味苦,谷食欠香,经络串凉,身肢觉倦。今用调中平胃化滞之法调理。

生杭芍三钱　陈皮二钱　厚朴二钱炙　炒枳壳二钱焦麦芽四钱　焦(山)楂三钱　炒白术二钱　莱菔子二钱炒研

引用壳砂八分研。

【按语】此日老佛爷肝脾不和,脾虚不运,出现口苦、纳呆倦怠等症,张仲元以调肝胃脾法,用白芍养阴柔肝,陈皮、厚朴、枳壳、莱菔子行气导滞,白术健脾化湿,麦芽、焦山楂消食导滞和胃。

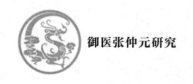

【医案4】

（光绪二十九年）五月十八日，张仲元请得老佛爷脉息左关沉弦，右寸沉滑。肝胃欠和，脾元消化尚慢，以致胸膈不爽，有时舌干，经络串凉，谷食欠香，身肢觉倦。今用调和肝胃之法调理。

生杭芍三钱　金石斛三钱　竹茹三钱　霜桑叶三钱
焦麦芽三钱　焦曲三钱　木香八分研　生甘草一钱

引用炒枳壳一钱。

本方加党参二钱。

【按语】 此日老佛爷出现舌干、经络串凉、纳呆身倦之证，证属肝胃失调、脾虚不健运而致，张仲元治以清肝和胃、行气健脾之法治之。桑叶清肝润燥、平抑肝阳，白芍、甘草养阴柔筋，石斛养阴益胃，木香行气导滞，麦芽、神曲消食和胃。全方药少量精，配伍精妙，肝脾同调。

【医案5】

（光绪三十四年）三月十六日，张仲元、戴家瑜请得皇太后脉息左关沉弦，右寸关滑而近数。脾元欠畅，消化较慢，致食后嘈杂，眼目不爽。谨拟调肝畅脾之法调理。

党参五分　生于术八分　茯苓二钱　香附五分制　麦冬一钱五分去心　炒谷芽三钱

引用羚羊（角）三分。

【医案6】

（光绪三十四年）三月十七日，张仲元、戴家瑜请得皇太后脉息左关沉弦，右寸关沉滑。肝脾欠和，胃气浊滞，消化较慢，食后嘈杂，眼目不爽。谨拟和肝调脾之法调理。

党参一钱　生于术八分　茯苓二钱　香附一钱炙　麦冬三钱去心　生杭芍一钱五分　谷芽三钱炒

引用羚羊(角)三分。

【按语】张仲元在该医案中肝脾同调,皇太后眼目不爽,消化欠佳,仍用四君子汤作为健脾的基础方,多配合麦芽或焦三仙等健脾和胃消食,以香附疏肝解郁、理气宽中,麦冬益胃养阴,肝畅脾健,则诸症改善。

(六)健脾和胃法

张仲元在治疗慈禧太后消化失职等症,注重调理脾胃的功能,采用和中轻清之法健脾和胃,药物参类以健脾;麦冬养胃阴;麦芽疏肝健脾;瓜蒌宽胸行气;配以银花等清热之品,仍不失轻清之效。

【医案1】

(光绪三十一年)三月十六日,张仲元请得老佛爷脉息左关弦而近数,右关沉滑稍数。肝经有热,中焦稍蓄湿滞,脾胃欠和。今用和中化湿之法调治。

云茯苓四钱　广皮一钱五分　焦茅术二钱土炒　姜连一钱五分研　煨木香一钱　壳砂一钱五分研　炙香附二钱泽泻一钱五分　酒黄芩一钱五分　霍梗一钱　谷芽三钱炒甘草一钱

引用生姜一大片。

【医案2】

(光绪三十一年)三月二十一日未刻,张仲元请得老佛爷脉息左关弦而近数,右寸关滑而稍数。肝经郁热,脾胃不和,稍蓄湿饮。今用调中化湿之法调理。

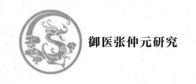

云茯苓四钱　广皮一钱五分　焦茅术二钱土炒　壳砂一钱五分研　煨木香一钱　霍梗一钱　姜连炭一钱五分研　泽泻一钱五分　香附炭二钱　扁豆三钱炒　槟榔炭三钱　甘草一钱

引用炙厚朴四分。

【医案3】

(光绪三十一年)三月二十二日,张仲元请得老佛爷脉息左关弦而近数,右寸关滑而稍数。肝经有热,脾胃湿饮见好,稍有未和。今用和中化湿之法调治。

云苓四钱　广皮一钱五分　焦茅术一钱五分土炒　壳砂一钱五分研　扁豆三钱炒　霍梗八分　姜连炭一钱　泽泻一钱五分　炙香附二钱　槟榔二钱炭　煨木香八分　甘草一钱

引用酒芍二钱。

【按语】以上几则医案中张仲元治以健脾和胃祛湿为主,辅以疏肝清热。医案1方中一派健脾和胃祛湿之品,辅以姜连清肝胃郁热,香附疏肝和胃。医案3增酒芍药二钱,敛养肝木而无壅滞之虞。

(七)甘温益气法

中焦脾胃为气血生化之源,然而晚清皇室因多忧思劳心,事情繁杂,尤其慈禧太后劳心劳神,情志伤及中焦,往往脾胃欠和,运化失司,出现纳食差,口干津少,张仲元多以甘温补中益气之法调之,药多用参类健脾益气,五味子、麦冬养阴,麦芽疏肝和胃健脾,白芍敛肝阴,佐以银花清热,以甘温之剂养脾胃,以疏肝之剂调气机。

【医案1】

（光绪三十四年）五月十三日，张仲元、戴家瑜请得皇太后脉息左关稍弦，右寸关沉滑。脾胃欠和，运化较慢，口干津少。谨拟补中益气之法调理。

人参须五分　党参一钱　五味子六分　麦冬二钱去心　生杭芍一钱五分　炒谷芽三钱　鲜青果七个研　鲜银花一钱五分

引用乌梅一个。

【医案2】

（光绪三十二年）六月初一日，臣力钧、张仲元、姚宝生请得皇太后脉息右关缓而有神。中气稍振。谨拟再以甘温补中之品调理。

人参五分　党参四钱　干姜一钱　生于术二钱　茅山术二钱　桂枝八分　制附片六分　甘草五分生

引用广砂一钱研。

【医案3】

（光绪三十二年）六月初二日，臣力钧、张仲元、姚宝生请得皇太后脉息右关缓而有神。中气稍振。谨拟甘温补中之品调理。

人参五分　党参三钱　生姜一钱　生于术二钱　茅山术一钱　桂枝六分　制附子二分　生甘草五分

引用广砂一钱研。

【医案4】

（光绪三十二年）六月初三日，张仲元请得皇太后脉息右关缓而有神。中气稍振，惟健运较慢。谨拟甘温补中之法调理。

> 人参五分　党参三钱　生于术三钱　桂枝八分　防风三分　生甘草六分
>
> 引用生姜一钱、红枣肉三个。

【按语】近日皇太后出现口干少津，消化欠佳，证属脾胃失和，张仲元治以甘温益气法，用甘温药物补中益气，健脾和胃，这和慈禧太后素体脾胃失和，中气不振而相和，治疗中兼以扶正。方中人参、党参同用，大补元气，补益脾胃。干姜、生姜分而用之，干姜性热可温中散寒，燥湿化痰；生姜则性温，可温中降逆解表散寒。附子性热可补火助阳，温脾阳，同干姜同用温补脾阳之效更佳。脾胃和则运化得健，津液疏布上承，则消化及口干改善。

三、疗头目疾病，以肝脾胃论治

张仲元诊疗慈禧太后、端康皇贵妃头目不爽一证，多责之于肝脾胃三脏腑，临证根据兼证的不同，灵活选用升清降浊法、疏肝清热法、滋养肝阴法、养阴升清法等。

（一）升清降浊法

脾升胃降为一身气机之枢，脾胃气机失调，则出现清阳不升，浊阴不降等证，表现为湿浊内阻，饮滞于内。张仲元在治疗慈禧太后湿浊引起头目不适等此类疾病时，多采用降浊升清之法调理。药多用蔓荆子、菊花清利头目；枳实、枳壳降胃气，行气除痞；焦三仙健脾消食导滞；茯苓、陈皮健脾化湿升清；栀子、黄芩清利湿热；配以泽泻清热养阴，使邪有所去。

【医案】

（光绪三十三年）二月初四日，庄守和、张仲元请得皇太后脉息左关稍弦，右寸关滑缓。阳气郁遏，头目不爽。谨拟升清降浊之法调理。

蔓荆子八分　菊花一钱　桑叶一钱　（密）蒙花一钱五分　白蒺藜二钱研　杭芍一钱炒　石决明二钱煅　枳实八分

引用厚朴八分炙。

【按语】该医案张仲元见皇太后阳气不展，头目失养，证属清阳不升而致，用升清降浊法治疗。方中蔓荆子、菊花清利头目，清窍得养，升其清阳；桑叶清利肝火，配密蒙花清肝热、养肝血，清补兼施，为治疗目疾的要药；蒺藜、石决明平肝明目；枳实理气化痰，降其浊阴，全方清利头目，疏肝平肝，升清降浊，清阳得升则诸症缓解。

(二)清肝化湿法

慈禧太后经常出现耳闷口干、胸膈不畅、脊背发热等症，张仲元认为肝郁气滞，胃蓄饮热，熏蒸上焦而致，虽然病位在口耳头部，但病机总属在于肝脾，源因肝郁气滞，脾胃运化失司，湿邪留蓄，郁蒸于上而致诸症，故治疗需用清肝化湿法。多用龙胆草、羚羊角清肝热，郁金行气解郁，白芍敛肝阴，陈皮、枳壳行气化湿，佐用焦三仙以消食导滞，使湿祛邪出。

【医案1】

（光绪二十九年）二月初九日申刻，庄守和、张仲元请得老佛爷脉息右寸关见滑，左寸关弦数。肝胃不和，脾经湿热

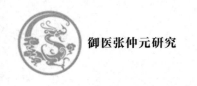

薰蒸,以致胸膈气道不畅,头晕目眩,偶或疲倦。今议用清肝和中饮调理。

次生地四钱　生杭芍三钱　甘菊二钱　桑叶三钱　金石斛三钱　羚羊(角)八分　橘红钱半老树　竹茹一钱

引用鲜芦根一支切碎。

【按语】时值冬日,老佛爷体质多肝肺热蕴,脾胃湿热,而多见胸膈不畅等症,此日再次出现头晕疲倦,张仲元应用清肝和中饮调补。生地、白芍、石斛、芦根养阴,桑叶、菊花、羚羊角清肝热,橘红、竹茹化痰行气。

【医案2】

(光绪二十九年)二月十二日,庄守和、张仲元请得老佛爷脉息左关弦数,右寸关沉滑。肝脾有热,胃欠调和,以致头晕目眩,中脘气道不畅,时或疲倦,谷食欠香。今议用清肝和胃饮调理。

次生地三钱　生杭芍三钱　桑叶三钱　菊花二钱　金石斛三钱　焦三仙六钱　竹茹二钱　甘草八分

引用鲜青果五个研。

照本方减去次生地,焦三仙减三钱,加鲜芦根一支切碎。二月十三日,照原方。

【按语】老佛爷脉案中易症状反复,张仲元依脉施治,多以养阴清肝和胃为法,养阴多用石斛、生地,清肝火多用黄芩、菊花、桑叶,并喜用焦三仙配合消食护胃,青果行气导滞。

(三)清热化饮法

慈禧太后后期多出现头晕耳鸣、目皮瞤动、胸膈不爽、时作恶心、夜间少寐、谷食消化较慢等症,脉象多表现为左寸关弦而稍数,右寸关滑数。张仲元认为此为情志失调,肝阳有热,肺胃不和,停蓄饮滞,上焦浮火,需清肝肺之浮火,升清阳,降浊阴,化中焦之湿饮,故多用清热化饮法。应用羚羊角、菊花、桑叶清肝热平肝,竹茹、橘红清热化痰降胃气,焦三仙、枳壳补脾消食导滞,加之郁金疏肝行气,使气机畅通,使邪有出路。

【医案1】

(光绪二十八年)七月初十日,张仲元、全顺请得老佛爷脉息左寸关弦而稍数,右寸关滑数。肝阳有热,肺胃不和,停蓄饮滞,上焦浮火,以致头晕耳鸣,目皮瞤[瞤]动,胸膈不爽,时作恶心,夜间少寐,谷食消化较慢。今用清热化饮汤调理。

川郁金一钱五分研　羚羊(角)一钱　枳壳二钱炒　焦三仙九钱　青竹茹三钱　橘红一钱五分老树　菊花三钱　桑叶三钱

引用炙香附二钱。

【医案2】

(光绪二十八年)七月十三日,张仲元请得老佛爷脉息左关弦而稍数,右寸关滑数。肝阳有热,肺胃欠和,停蓄饮滞未清,有时耳鸣,目皮瞤[瞤]动,谷食较香,消化微慢。今用照原方加减调理。

川郁金一钱五分研　炙香附三钱　杭芍三钱生　菊花三钱　焦三仙九钱　炒枳壳三钱　橘红一钱五分老树　桑叶三钱

引用竹茹三钱。

【按语】正值暑日,老佛爷头晕耳鸣,目皮瞤动,肝热动风,上

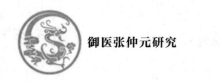

扰清窍而致,张仲元运用清热化饮法。郁金、香附疏肝行气,菊花、桑叶清泻肝火,橘红、枳壳行气导滞,白芍养阴柔肝以养肝体,焦三仙消食和胃,清热同时养肝,化饮同时理气。

【医案3】

(光绪三十一年)正月十九日,张仲元、姚宝生请得老佛爷脉息左关弦而近数,右寸关滑数。肝胃蓄有饮热,以致头目眩晕,胸膈不畅,微觉恶心,手心发干,身肢懒倦。今议用调中清热化饮之法调治。

云茯苓四钱　厚朴一钱五分炙　槟榔炭二钱　陈皮二钱　姜半夏一钱五分　姜连一钱五分研　酒芩二钱　枳实一钱五分炒　炙香附二钱　建曲二钱炒　炒苍术一钱五分　甘草八分

引用泽泻一钱五分。

【按语】冬日,老佛爷出现头晕恶心,胸膈不畅,张仲元辨证为肝胃湿热,予调中清热化饮法。黄连、黄芩清利湿热,二陈汤化湿和中,厚朴、槟榔、枳实行气导滞,茯苓、泽泻等利水渗湿。

【医案4】

(光绪三十年)六月二十五日,张仲元、姚宝生请得老佛爷脉息左关弦数,右寸关滑数。肝胃有火,湿热上蒸。今议用清热化湿之法调理。

霜桑叶三钱　羚羊(角)一钱　云茯苓四钱　橘红一钱老树　酒知母二钱　酒连一钱二分　泽泻一钱五分　莲心一钱　淡竹叶一钱五分　生地三钱次　炒扁豆三钱　生甘草一钱

引用木通六分。

【按语】近两日张仲元请慈禧太后脉,以脉定证,脉息左关弦数,右寸关滑数,诊为肝胃湿热,运用清热化湿法,重用桑叶,配合羚羊角、黄连清肝胃湿热,同时引用木通清热去火,茯苓、泽泻、扁豆健脾祛湿,橘红行气化痰,莲心、淡竹叶以清心火,生地养阴润燥。

(四)滋养肝液法

张仲元在治疗慈禧太后肝阴不足,头目不爽,脉见左关稍弦,右寸前沉滑者,应用滋养肝液之法调理。张仲元认为长期肝郁气滞化火伤阴,肝阴不足,不能濡养上焦,头目失养而导致诸症。药多用生地、山药养阴,山茱萸暖肝血养肝体,丹皮清肝热,使肝液得养,头目得充。

【医案】

(光绪三十三年)二月十二日,庄守和、张仲元请得皇太后脉息左关稍弦,右寸前沉滑。肝阴欠实,头目不爽。谨拟滋养肝液之法调理。

中生地四钱　山萸一钱五分　炒山药一钱五分　泽泻一钱五分　丹皮一钱五分　茯苓二钱

水煎温服。

【按语】皇太后因肝阴不足而致头目不爽,张仲元应用丹皮清上炎之肝火,生地、山药补益阴液,山茱萸补肝肾,茯苓、泽泻补脾利湿,全方以养阴为主,清热利湿为辅,肝阴得养,头目得舒。

(五)宣郁清热之法

张仲元在治疗慈禧头目不清症状时,辨证为中焦肝脾郁热,

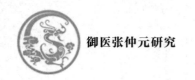

清阳不升,往往应用宣郁清热之法调理。慈禧太后多年情志多虑,肝郁化热,脾胃功能失调,清阳不升,浊阴不降,头目失养,此时张仲元治病求本,以宣透肝脾郁热之法疗之,而非单纯清利头目。药多用丹皮、菊花清热,白芍养肝阴,麦冬、花粉、芦根养阴清热,枳壳理气,加用青果甘酸,清热生津。

【病案】

(光绪三十三年)二月二十日,庄守和、张仲元、姚宝生请得皇太后脉息左关稍弦,右寸关缓滑。肝脾郁热,头目不清。谨拟宣郁清热之法调理。

生杭芍二钱　丹皮一钱五分　甘菊三钱　花粉二钱生枳壳一钱　麦冬三钱　生甘草六分

引用鲜芦根二支切碎、鲜青果五个研。

本方加霜桑叶二钱。

二月二十一日,庄守和、张仲元、姚宝生请得皇太后脉息左关稍弦,右寸关缓滑。肝脾郁热,头目不清。谨拟宣郁清热之法调理。

生杭芍二钱　丹皮一钱五分　甘菊三钱　花粉二钱生枳壳一钱　麦冬三钱　桑叶二钱　苦梗二钱　生甘草六分

引用鲜芦根二支切碎、鲜青果五个研。

【按语】该医案张仲元以宣透肝脾郁热之法疗皇太后头目不清。皇太后平素多年情志多虑,肝郁化热,脾胃功能失调,清阳不升,浊阴不降,头目失养,此时张仲元治病求本,以宣透肝脾郁热之法疗之,而非单纯清利头目。用丹皮、菊花清热,白芍养肝阴,麦冬、花粉、芦根养阴清热,枳壳理气,加用青果甘酸,清热生津。

（六）调和肝脾法

张仲元在治疗慈禧太后头晕不爽属肝脾不调者,兼见食后嘈杂,脉息左关稍弦,右寸关沉滑,常应用调和肝脾法。药用人参、茯苓健脾,香附、川芎行肝气,瓜蒌宽胸,麦芽疏肝健脾,肝脾得调,则清阳得升,头晕症状自除。

【医案1】

（光绪三十四年）四月三十日,张仲元、戴家瑜请得皇太后脉息左关稍弦,右寸关沉滑。肝气欠调,运化较慢,食后嘈杂,头晕不爽。谨拟调肝和中之法调理。

人参五分　茯苓二钱　泽泻二钱　香附一钱五分醋炙
抚芎一钱　瓜蒌三钱研
　　引用炒谷芽三钱。

【医案2】

（光绪三十四年）五月初二日,张仲元、戴家瑜请得皇太后脉息左关稍弦,右寸关沉滑。肝气欠调,运化迟滞,食后嘈杂,头目不爽。谨拟调肝和中之法调理。

人参五分　茯神二钱　香附一钱五分醋炙　瓜蒌三钱
研　东查二钱肉　谷芽三钱炒
　　引用广皮六分。

【医案3】

（光绪三十四年）五月初三日,张仲元、戴家瑜请得皇太后脉息左关稍弦,右寸关沉滑。肝气欠调,运化迟滞,食后嘈杂,头目不爽。谨拟调肝和中之法调理。

人参五分　茯神二钱　香附一钱五分醋炙　瓜蒌三钱
研　东查[楂]二钱肉　谷芽三钱炒　羚羊（角）六分
　　引用广皮六分。

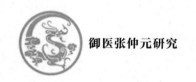
【按语】皇太后经常出现食后嘈杂,平素即有肝脾不和之证。张仲元治以调和肝脾法,药用人参、茯苓健脾,香附、川芎行肝气,瓜蒌宽胸,麦芽疏肝健脾,肝脾得调,则清阳得升,头晕症状自除。张仲元在治疗中随证加减,医案2加用陈皮以理气和中,使补而不滞。

(七)健脾和胃法

张仲元在治疗慈禧太后头目不爽等症,属于脾胃欠和者,注重调理脾胃的功能,脾胃属土,同居中焦。脾为阴土,喜燥而恶湿;胃为阳土,喜润而恶燥。脾与胃共同完成水谷受纳、腐熟、消化吸收与输布。脾气的特点以升为顺,胃气的特点以降为和,二者经脉互相络属,配合成脏腑阴阳表里关系。采用和中轻清之法健脾和胃,药物参类以健脾,麦冬养胃阴,麦芽疏肝健脾,瓜蒌宽胸行气,配以银花等清热之品,仍不失轻清之效,脾胃和,则气机调畅,头目有养,清阳得升则病祛。

【医案1】

(光绪三十四年)正月初二日,庄守和、张仲元、姚宝生请得皇太后脉息左关弦而近数,右关稍见滑数。中气欠和,肝胃余热未净。谨拟和肝调胃之法调理。

生杭芍二钱　香附一钱五分炙　霜桑叶二钱　竹茹一钱五分　炒谷芽三钱　广皮一钱　甘草六分

引用灯心一子、淡竹叶八分。

本方减生杭芍、香附、霜桑叶、竹茹,加厚朴五分炙、玫瑰花五朵。

【按语】此日皇太后肝胃郁热,中气不和,脉象左关弦数,右关滑数,张仲元治以调和肝脾,应用桑叶清肝热,香附疏肝理气,白芍养阴柔肝,陈皮、厚朴理气和中,灯心、竹叶清心利尿,加用玫瑰花以疏肝清热。

【医案2】

（光绪三十四年）正月初五日,庄守和、张仲元、姚宝生请得皇太后脉息左关稍弦,右关滑而近数。胃有滞热,中气欠舒。谨拟清胃调中之法调理。

溏瓜蒌三钱研　花粉二钱　炒谷芽三钱　通草八分一捻金一钱后煎　鲜芦根二支切碎

引用橙子半个切碎、鲜青果五个研。

初六日,照昨方加羚羊（角）五分。

【医案3】

（光绪三十四年）正月初六日,庄守和、张仲元、姚宝生请得皇太后脉息左关稍弦,右关滑而近数。胃有滞热,中气欠舒,以致脊背发烧,膈间有痰,眼目发眩。谨拟清胃调中之法调理。

溏瓜蒌三钱研　花粉二钱　炒谷芽三钱　通草八分一捻金一钱后煎　羚羊（角）五分　鲜芦根二支切碎

引用橙子半个切碎、鲜青果五个研。

【按语】近日皇太后出现脊背发热、膈间有痰、目眩等症,证属胃有滞热,张仲元以瓜蒌清热理气宽中,羚羊角清热平肝,天花粉、芦根清热养阴,谷芽、一捻金消食和胃,全方清热养阴,护胃液,清滞火,同时配青果、橙子利咽生津,药食同用。

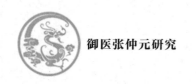

【医案4】

（光绪三十四年）正月三十日，庄守和、张仲元、姚宝生请得皇太后脉息左关稍弦，右关滑缓。肝胃欠和，健运未畅，眼目发眩，消化不快。谨拟醒脾调中之法调理。

茯苓一钱五分　生于术七分　广皮七分　广砂八分研焦三仙各一钱　溏瓜蒌二钱研　通草八分

引用鲜藕五片。

【按语】张仲元治疗皇太后之眼目发眩，消化不利，应用健脾调中之法，健脾和胃同用，茯苓、白术健脾益气，陈皮、砂仁理气和中，焦三仙消食和胃，瓜蒌宽中行气。

【医案5】

（光绪三十四年）三月初七日，张仲元请得皇太后脉息左关沉弦，右寸关沉滑有力。气道欠畅，消化较慢，眼目发眩，时作嘈杂。谨拟启脾丸调理。

焦三仙各一两　鸡内金六钱雄、焙存性　白蔻二钱

共研细面，炼蜜为丸，如绿豆大，每服一钱，空心白开水送服。

【按语】近日张仲元以调中健脾祛湿之法应用多日，皇太后症状仍有，前多以汤剂为用，此次配合丸剂以助调理。

【医案6】

（光绪三十四年）三月十一日，张仲元请得皇太后脉息左关稍弦，右关沉滑。气道渐畅，大关防畅行，眼目发眩，食后嘈杂。谨拟四君子汤调理。

党参一钱　生于术五分　茯苓二钱　甘草五分

引用生姜一片、红枣肉二枚。

三月十一日,老佛爷:炒谷芽五钱,法丰夏一钱五分,橘红一钱署内水煎温服。

【按语】四君子汤为皇太后多年常用之医方,加羚羊角、灯心者,补气扶脾中兼以清肝胃之热。四君之加减法甚多,五味异功、六君、香砂六君、十味人参散(六君加柴葛苓芍)、四兽饮(六君加乌梅、草果合姜枣煎)、六神散(加山药、扁豆)、八珍、十全大补及大防风汤,均为医者所熟知,此处加味,另有一格。

【医案7】

(光绪三十四年)三月十二日,张仲元谨拟老佛爷调中畅脾膏。

连翘三钱　银花五钱　茯苓六钱　于术五钱　广皮四钱　厚朴四钱　东查[楂]六钱　鸡内金六钱雄　木香二钱　法夏四钱　槟榔三钱　神曲五钱　麦芽五钱　黑丑三钱　白蔻二钱　溏瓜蒌五钱　甘草三钱　甘菊三钱　青皮五钱　莱菔子四钱

用香油三斤,将叶炸枯,滤去渣,入黄丹二斤,老嫩合宜,收膏。

【按语】长期汤药调理后,张仲元采用丸散膏方来序贯治疗,此次应用调中畅脾膏,本方调中、健胃、畅脾,能理气、化积、行水,于腹胀、少食、嘈杂有效。

【医案8】

(光绪三十四年)三月二十五日,张仲元、戴家瑜请得皇太后脉息左关沉弦,右寸关沉滑,气道欠和,壅滞胃气,致消化较慢,食后嘈杂,眼目不爽。谨拟加味三仙饮调理。

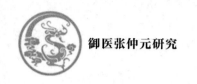

> 焦三仙各二钱　瓜蒌二钱研　麦冬三钱去心　香附一钱五分醋炒　西洋参一钱　羚羊（角）四分　通草五分　茯苓一钱五分　鲜青果十个研
>
> 水煎代茶。

【按语】张仲元喜用焦三仙调和胃气,在众多滋补苦寒药的长期调理中,运用焦三仙消食导滞,顾护胃气,尤为重要。

【医案9】

> (光绪三十四年)六月初十日,张仲元、戴家瑜请得皇太后脉息左关弦而稍数,右寸关沉滑。肝胃欠和,运化迟慢,头目不爽,食后嘈杂。谨拟轻清和中之法调理。
>
> 菊花一钱五分　银花二钱　双钩藤三钱　五味子五分桑叶一钱五分　竹茹一钱　霍石斛二钱　炒谷芽三钱
>
> 引用生杭芍一钱。

【按语】皇太后之疾,多由肝胃郁热、脾虚不运而致,时有头目不爽,时有食后嘈杂,时有头晕目眩,张仲元以调中焦为纲,肝脾胃同治,清上焦之热,利中焦之枢,顾护胃气,防止苦寒伤胃,长期用药碍胃,方中多加用神曲、谷芽等消食护胃。

四、疗胃蓄湿热,治法多样

张仲元治疗慈禧太后肝脾不和,胃蓄湿热,根据病证演变的特点、证候表现的不同,灵活采用养阴清胃法、调中化饮法、升清降浊法、益气理脾法、醒脾化湿法等。

(一)调中化饮法

脾胃为气血生化之源,消化枢纽,张仲元在治疗慈禧太后胃虚湿滞、气机不调(表现为胸闷作疼、膈间不爽、手心发热等症)时,认为应疏肝化饮,调中畅气,治疗多应用郁金、枳壳、槟榔等行气调中,应用桑叶、黄芩、菊花散郁热,焦三仙调中消导,使气畅则湿祛,恢复脾胃功能。

【医案1】

(光绪二十八年)八月初五日,全顺、张仲元请得老佛爷脉息左关弦数,右寸关滑数有力。肝肺热盛,胃蓄湿滞,脾元转输较慢,以致胸闷作疼,膈间不爽,咳嗽酸饮,时作躁急,手心发热。今用调中清化饮调理。

川郁金二钱研　炒枳壳二钱　焦三仙九钱　槟榔三钱炒　蔓荆子二钱炒　霜桑叶三钱　酒条芩三钱　菊花三钱

引用酒军炭一钱半、竹茹三钱。

【按语】夏日,老佛爷胸闷咳嗽,烦躁不舒,张仲元诊为肝肺热扰,胃内湿滞,运用调中清化饮。桑叶、黄芩、菊花清肝热,郁金、枳壳、槟榔行气导滞,蔓荆子清利头目,竹茹化痰除烦,焦三仙消食调中。

【医案2】

(光绪三十二年)闰四月初八日,张仲元请得老佛爷脉息左寸关弦缓,右寸关滑而近数。湿热伤阴,胃蓄饮热未净。今谨拟益阴清胃之法调理。

细生地四钱　生杭芍三钱　玉竹三钱　麦冬三钱　西洋参一钱研　朱茯神四钱　火麻仁三钱　地骨皮三钱　瓜蒌仁二钱研　焦曲三钱　炒谷芽三钱　甘草一钱

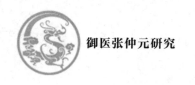

> 引用甘菊三钱。
>
> 闰四月初八日,老佛爷加味三仙饮。
>
> 焦三仙各三钱　金石斛三钱　菊花三钱　荸荠七个切碎　鲜青果七个研
>
> 水煎温服。

【按语】此日老佛爷湿热伤阴,胃内虚热,出现左寸关弦缓,右寸关滑数,张仲元以益阴清胃法治疗,予生地、玉竹、麦冬养阴清热,西洋参补益脾胃,白芍养阴柔肝,茯神养心益神,神曲、麦芽益胃消食。

【医案3】

(光绪三十二年)闰四月十九日,庄守和、张仲元、姚宝生请得皇太后脉息左关沉弦,右寸关滑而近数。肝脾欠和,胃热饮滞未清,中气郁遏,消化较慢。今谨拟调中化饮之法调理。

紫厚朴一钱五分炙　广皮一钱五分　焦枳壳一钱五分　蔻仁一钱研　炙香附二钱　山楂三钱炒　炒神曲三钱　泽泻一钱五分　酒芩二钱　甘草一钱

引用一捻金八分后煎。

本方加合欢花五朵。

【医案4】

(光绪三十二年)闰四月二十日,庄守和、张仲元、姚宝生请得皇太后脉息左关沉弦,右寸关滑而近数。肝脾欠和,胃热饮滞未清,中气未畅,消化较慢。今谨拟调中化饮之法调理。

> 紫厚朴一钱五分炙　广皮一钱五分　炒枳实一钱五分　蔻仁一钱研　炙香附二钱　山楂三钱炒　炒神曲三钱　炒栀子二钱　元明粉一钱后煎　酒军二钱后煎　泽泻一钱五分　甘草一钱
>
> 引用合欢花五朵。

【按语】近日，皇太后仍有肝胃郁热，消化较慢症状，张仲元调整为理气化饮治疗，厚朴、陈皮、枳实、蔻仁、香附理气导滞，栀子清热，酒军导滞通便，山楂、神曲、一捻金消食助消化。

(二)调气清热法

张仲元在治疗慈禧太后肝肺气道不调、胃蓄滞热(表现为膈间不爽、时作咳嗽等症)时，认为应调气疏肝，清热宽中，治疗多应用疏肝行气宽中、清热宽胸之药，调气与清热并举，共奏清热调气宽中之用，疗效甚好。

【医案1】

(光绪二十八年)九月初八日，张仲元请得老佛爷脉息左关弦数，右寸关滑数有力。肝肺气道不调，胃蓄滞热，膈间不爽，时作咳嗽，眠食尚可。今用调气清热饮调理。

川郁金三钱研　瓜蒌三钱　炒枳壳二钱　代赭石三钱煅　生杭芍四钱　焦栀子三钱　旋覆花三钱包煎

引用桑叶二钱。

【医案2】

(光绪二十八年)九月初九日，张仲元请得老佛爷脉息左关弦数，右寸关滑数。肝经急热渐轻，胸膈串[窜]疼觉好，惟气道尚滞，时作咳嗽，唾吐痰粘[黏]，头晕耳鸣，眠食尚可。今用照原方加减调理。

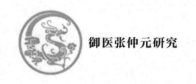

川郁金三钱研　瓜蒌三钱　代赭石三钱煅　旋覆花二钱包煎　生杭芍四钱　焦栀子三钱　霜桑叶三钱

引用枇杷叶三钱。

【按语】老佛爷表现为膈间不爽、时作咳嗽等症,张仲元以调气疏肝、清热宽中治疗,应用郁金、枳壳疏肝行气宽中,瓜蒌、栀子清热宽胸,咸温之旋覆花配代赭石降逆导饮下行,共奏清热调气宽中之用,桑叶清肝热,枇杷叶清肺气,通降气机。

【医案3】

(光绪二十八年)九月十一日,张仲元请得老佛爷脉息左关弦数,右寸关沉滑。胃蓄滞热见轻,惟肝肺气道欠调,时作咳嗽。今用调中和肝饮调理。

生杭芍二钱　霜桑叶三钱　枇杷叶一钱五分炙包煎化橘红八分老树　金石斛二钱　生甘草八分

引用生薏米三钱。

【按语】三日后,老佛爷留有咳嗽症状,余症改善,药物减郁金、瓜蒌、旋覆花、赭石,加用橘红化痰行气,调中和肝。

【医案4】

(光绪三十四年)十月二十日亥刻,张仲元、戴家瑜请得皇太后脉息左关弦劲,右寸关滑数。肝气郁结,胃燥尚盛,以致胸胁串[窜]疼,口渴舌干,时作咳嗽。谨拟缓肝清燥之法调理。

鲜石斛三钱　杭芍二钱　香附一钱羚羊(角)水炙　羚羊(角)一钱　鲜青果十个去尖研　橘红七分署内　竹茹二钱　甘草一钱

> 引用荷梗二尺。
>
> 十月二十日,张仲元、戴家瑜谨拟解金沸草法。
>
> 荷梗二尺　荷蒂七个　鲜石斛三钱　银花二钱　橘红
> 八分署内　鲜青果十个去尖研
>
> 水煎代茶。
>
> 本方加羚羊(角)三钱。

【按语】金沸草系治风寒咳嗽、伏饮痰喘、胁下胀痛药,为菊科旋覆花之茎叶。慈禧太后此前未用此药,此方何以曰"解",不甚了了,或许用而未录,有恶心等反应,故用和胃降逆方解之,亦未可知。

(三)和中化湿法

慈禧太后经常出现肠胃不和之证,表现为纳食欠佳,脉象左关沉弦,右寸关滑而稍数。张仲元认为肠胃不和,湿热未净,应用和中化湿之法调理。应用陈皮、厚朴、木香理气,茯苓、白术、薏米健脾化湿,焦三仙消食和中,佐加姜连清化湿热。

> **【医案】**
>
> (光绪三十年)十一月十九日,张仲元、姚宝生请得老佛爷脉息左关沉弦,右寸关滑而稍数。肠胃不和,湿热未净。今议用和中化湿之法调理。
>
> 云茯苓四钱　茅术一钱五分土炒　广皮二钱　炙厚朴
> 一钱五分　煨木香一钱　腹皮一钱五分　黄连一钱五分炒
> 研　盐谷砂一钱五分研　建泽泻一钱五分　薏米四钱炒
> 焦曲二钱　粉甘草一钱
>
> 引用焦(山)楂二钱。

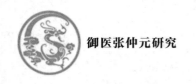

照本方加炒麦芽三钱。

十一月二十日卯刻,老佛爷照昨方。

十一月二十日,张仲元、姚宝生请得老佛爷脉息左关沉弦,右寸关滑而稍数。中气欠和,肺胃湿热未净。今议用和中化湿之法调理。

云茯苓四钱　炒于术二钱　党参二钱土炒　厚朴一钱五分炙　炙香附一钱五分　广砂一钱研　姜连一钱研　泽泻一钱五分　焦(山)楂三钱　酒杭芍三钱　甘草一钱

引用鲜青果五个研。

十一月二十一日,老佛爷照原方。

十一月二十一日,老佛爷照原方,加焦三仙各一钱、党参一钱。

【按语】张仲元运用和中化湿法治疗老佛爷肺胃湿热未尽,茯苓、炒茅术、薏苡仁健脾化湿,黄连清热燥湿,陈皮、木香、厚朴理气和胃行气机,砂仁化湿开胃,加用神曲、山楂消食护胃。

(四)清热化滞法

张仲元在治疗慈禧太后肝经有火、肠胃滞热未净时,多采用清热化滞法,药应用黄芩、栀子清热;枳实、枳壳、莱菔子行气导滞;焦三仙健脾消食化积;滞热较盛者,佐加酒军以荡涤肠胃滞热,使邪去正安。

【医案】

(光绪三十二年)闰四月二十三日,庄守和、张仲元、姚宝生请得皇太后脉息左关沉弦,右寸关滑而近数。肝脾欠和,肠胃滞热未净,欲升清阳,先用降浊之法。今谨拟清热化滞饮调理。

炒枳实二钱　紫朴一钱五分炙　酒芩二钱　炒栀子二钱　东查[楂]肉三钱炒　神曲三钱炒　莱菔子二钱炒研泽泻二钱　元明粉一钱五分后煎　酒军二钱后煎　酒知母二钱　甘草一钱

引用竹叶一钱,空心温服。

闰四月二十四日,庄守和、张仲元、姚宝生请得皇太后脉息左关沉弦,右寸关滑而近数。肝经有火,肠胃滞热未净。今谨拟清热化滞饮调理。

生杭芍三钱　知母二钱　甘菊花三钱　炒栀子一钱五分　酒芩一钱五分　紫朴一钱五分炙　炒枳壳一钱五分泽泻一钱五分　白蔻仁七分研　神曲三钱炒　东查[楂]肉三钱炒　谷芽三钱炒

引用益元散三钱煎。

闰四月二十五日,庄守和、张仲元、姚宝生请得皇太后脉息左关沉弦,右寸关滑而近数。肝经有火,肠胃滞热未净。今谨拟清热化滞之法调理。

生杭芍三钱　知母二钱　酒胆草一钱五分　酒芩一钱五分　甘菊花三钱　枳壳一钱五分炒　东查[楂]肉三钱炒神曲三钱炒　炒谷芽三钱　蒌仁二钱研　淡竹叶一钱五分荷叶一小张鲜

引用益元散三钱煎。

【按语】近日皇太后肝脾不调,肠胃滞热,张仲元等以清热化滞法降浊升清,以黄芩、栀子、龙胆草清泻肝火,白芍、知母养阴清热,枳壳、莱菔子、厚朴行气导滞,焦三仙和胃消食化积,浊降则清阳升,滞热去则肝脾和。

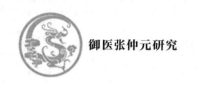

(五)平胃化湿法

对胃肠湿滞证,张仲元多以平胃化湿法,调中焦气机,气顺则湿化,肝肺滞气得通,升降有序,气血运行畅通。

【医案1】

(光绪二十八年)四月二十五日,全顺、张仲元看得老佛爷脉息左关弦数,右寸关滑数。肝胃有热,肺气较滞,经络湿痰,以致目皮颊间跳动,视物不爽,膈间脊背发热,筋觉胀。今议用调中清热饮调理。

川郁金二钱研　羚羊(角)一钱五分　菊花三钱　杭芍三钱生　炒枳壳二钱　生地三钱次　瓜蒌三钱

引用一捻金一钱煎。

【按语】该医案为张仲元诊治老佛爷胃肠湿滞之证。最初老佛爷目皮颊间跳动,视物不爽,膈间脊背发热,筋觉胀,证属肝胃有热,肺气较滞,经络湿痰而致,张仲元运用清热调中法,在应用羚羊角等清热平肝之品之外,伍用炒枳壳、一捻金等补脾和胃,行气通滞,使中焦气机通畅,热邪得去。

【医案2】

(光绪二十八年)五月十一日,全顺、张仲元请得老佛爷脉息左关见弦,右寸关沉滑有力。胃蓄湿滞,肠胃不和,以致身肢酸倦,谷食不香,有时腹中微疼,大关防欠调。今议用平胃化湿饮调理。

厚朴二钱炙　陈皮二钱　茯苓三钱　藿香二钱　三仙九钱焦　茅术二钱炒　法夏二钱　甘草八分

引用炒枳壳二钱。

【医案3】

（光绪二十八年）五月十二日，全顺、张仲元请得老佛爷脉息左关见弦，右寸关沉滑有力。胃蓄湿滞未清，肠胃未和，以致身肢较倦，谷食欠香，有时腹中微疼，即作恶心。今议用平胃化湿饮调治。

厚朴二钱炙　陈皮二钱　茅术二钱炒　藿香二钱　法夏二钱研　三仙九钱焦　槟榔二钱　杭芍二钱生

引用炒枳壳二钱。

【医案4】

（光绪二十八年）五月十三日，全顺、张仲元请得老佛爷脉息左关见弦，右寸关沉滑有力。胃蓄湿滞未清，肠胃未和，肝肺气道欠调，以致有时咳嗽，身肢较倦，腹中隐隐微痛，稍作恶心，大关防欠调。今议用平胃化湿调中饮调理。

厚朴一钱五分炙　陈皮二钱　茅术一钱五分炒　藿香二钱　枇杷叶三钱炙包煎　三仙九钱焦　川郁金二钱研　杭芍二钱生

引用炒枳壳一钱五分。

【按语】以上医案中老佛爷属胃蓄湿滞、肠胃不和之证，张仲元以平胃散为底方做加减，平胃散具有燥湿运脾、行气和胃之功效。张仲元加用茯苓、藿香、半夏健脾化湿，使祛湿力度更强，同时应用焦三仙消积化滞，健脾消食，脾胃畅则湿浊去。张仲元治病求本，化湿健脾同调。次日胃蓄湿滞未清，肠胃未和，肝肺气道欠调，以致有时咳嗽，身肢较倦，腹中隐隐微痛，稍作恶心，湿浊上泛于肺出现肺气不利而致咳嗽等症，张仲元去茯苓，加槟榔降气行滞，行水化湿，白芍柔肝止痛，在健脾化湿基础上兼治标

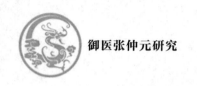

证。两日后仍有湿滞而致气机不利,肝肺气道欠调,张仲元应用枇杷叶清肺止咳,和胃降逆,止渴,郁金活血止痛,行气解郁,健脾化湿而兼调畅气机,使气行则湿祛。

第二节 药证相符,配伍精妙

辨证论治是中医学的精华。中医治疗注重辨证,从总体把握人体阴阳失调、邪正斗争的状态,把人体的阴阳失调与外部环境结合起来。综合分析,强调因人、因时、因地制宜,因而历久弥新,是治病的利器。张仲元的临证功夫,为众侪所服膺。他善于透过纷繁复杂的临床表现,审明主症,找到疾病的症结,立法用药,切中肯綮。寥寥几味,数剂即可获效。用药轻盈,谨查阴阳而调之,是谓良工。

一、消食三仙,妙用当间

张仲元在诊治疾病中,重视顾护脾胃,消食导滞。因慈禧太后等皇室患者多忧思伤脾,情志伤肝犯胃,多有饮食内滞、脾胃失和病证,张仲元善于在调理各种疾病过程中,加用焦三仙以补气消食导滞,使脾胃和而气机调,病自乃去。焦三仙由焦麦芽、焦山楂、焦神曲组成,焦麦芽具有健脾和胃、舒肝化滞之功,用于治疗食积不消、脘腹胀满、食欲缺乏、呕吐泄泻等症。现代研究认为,麦芽中富含淀粉分解酶、转化糖酶、脂化酶、维生素 B 等,有良好的助消化作用。山楂健脾开胃、消食化积,尤其是对于吃过多的肉类、油腻食物引起的食滞有效。而神曲可健脾消食、解表化湿，可消谷食积滞，主要是对吃多了大米、面类食物引起的食滞有效。

【医案1】

（光绪二十八年）十一月十七日，戌刻庄守和、张仲元谨拟老佛爷加味三仙饮。

焦三仙九钱　橘红二钱老树　枳壳二钱炒　竹茹三钱

水煎温服。

【按语】冬日，张仲元拟给老佛爷加味三仙饮水煎温服调理身体，焦三仙助胃消食，橘红、枳壳行气导滞，竹茹清热除烦化痰，药物平和，注重调补脾胃气机，注重平日养生。

【医案2】

（光绪二十八年）十一月十八日，庄守和、张仲元请得老佛爷脉息右寸关滑数，左寸关沉弦而数。肝肺气道不舒，胃阳蓄有饮滞，湿热熏蒸，以致鼻涕稠黏，上颚发干，口中发腻，胸膈不爽。今议用调气清热化滞之法调理。

川郁金三钱研　橘红二钱老树　枳壳二钱炒　密蒙花二钱炒　酒芩三钱　桑叶三钱　青皮一钱五分炒　焦三仙九钱

引用金石斛三钱。

【医案3】

（光绪二十八年）十一月十九日，庄守和、张仲元请得老佛爷脉息右寸关滑数，左寸关沉弦而数。肝肺气道郁遏，胃蓄滞热尚盛，以致顽颡沉坠，咯有痰黏，胸膈不畅，谷食欠香。今议用调中清热化滞之法调理。

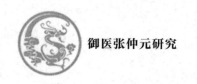

> 　　川郁金三钱研　　橘红二钱老树　　炒枳壳三钱　　竹茹三钱　　羚羊（角）一钱五分　　桑叶三钱　　焦三仙九钱　　甘草一钱
>
> 　　引用酒军一钱五分。

【按语】近两日，老佛爷胸膈不畅，鼻涕稠黏，张仲元停代茶饮改为清热化滞方药调理，以黄芩、桑叶、羚羊角清肝热，郁金、枳壳行气解郁，焦三仙和胃消食，橘红、竹茹行气化痰。

> 【医案4】
> 　　（光绪三十八年）十一月二十日，庄守和、张仲元谨拟老佛爷加味三仙饮。
> 　　焦三仙九钱　　橘红一钱老树　　竹茹二钱　　鲜青果七个研
> 　　水煎代茶。

【按语】近一日，老佛爷症状改善，张仲元以代茶饮序贯治疗。焦三仙和胃消食，橘红、竹茹化痰降逆，青果利咽。张仲元在疾病后期多采用代茶饮方式调理，药少量轻，甚有疗效。

二、药味轻盈，疗效甚安

　　张仲元为太医院首席御医，用药非重剂起沉疴，而为用药轻盈，并取得良好疗效，在其诊治的皇室疾病中，外感内伤，均轻轻用药而药到病除。对于上焦之外感病证，"治上焦如羽，非轻不举"；对于中焦肝脾不和，仍以小药小量调理，而起到四两拨千斤的疗效。

【医案 1】

(光绪二十八年)四月初四日,全顺、张仲元请得老佛爷脉息左关弦数,右寸关滑数稍浮。风凉解而未净,肝胃滞热尚盛,肺气不清,以致时作咳嗽,唾有痰粘[黏],耳中咽嗌作痒,肩臂筋脉微疼。今议用和解清热调中饮调理。

薄荷五分　前胡三钱　苦梗二钱　桑叶三钱　菊花二钱　玉金二钱研　枇杷叶三钱炙包煎　竹茹三钱　酒芩二钱　枳壳二钱炒

引用青果七个研。

初五日,减薄荷、加麦冬三钱。

【按语】 此医案中张仲元认为老佛爷"咳嗽,唾有痰黏,耳中咽嗌作痒,肩臂筋脉微疼"为风凉解而未净,肝胃滞热尚盛,肺气不清,应用清热疏肝调中方药治之,观其所用药物,为桑叶、菊花等轻盈之品,取其轻而扬之;观其所用药味,最多为前胡三钱、竹茹三钱、枇杷叶三钱,药量精简。正如温病学派清代吴鞠通所云"治上焦如羽,非轻不举"。此医案为老佛爷上焦有热,张仲元选用轻清升浮之品,使药达病所,剂量轻轻,使药力轻盈,勿过药力。诸方配伍,用药轻盈,疗效甚好。

【医案 2】

(光绪二十八年)四月初六日,全顺、张仲元请得老佛爷脉息左关弦数,右寸关滑数有力。肝胃滞热尚盛,肺气不清,以致咳嗽痰粘[黏],鼻涕带有血色,目皮时或掣动。今议用清热调中饮调理。

羚羊(角)一钱五分　生地三钱次　生白芍三钱　钩藤三钱　酒芩二钱　桑叶三钱炙　炒枳壳二钱　前胡二钱　玉

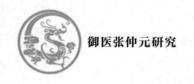

金二钱研　苦梗二钱

引用青果五个研。

【按语】该医案中张仲元治疗老佛爷肝胃滞热,肺气不利,证见咳嗽痰黏,鼻涕带有血色,目皮时或瞤动,认为肺胃滞热,炼津成痰,肺热灼络,热盛动风而致诸症,张仲元应用清热化痰、疏肝养阴之法时,共 10 味药物,剂量仍较为轻盈,最多剂量为桑叶、生地、白芍、钩藤,均为三钱,清热平肝之咸寒药物羚羊角剂量更是少于二钱。张仲元精选药味,量少而精,充分体现了其精湛的医术以及辨证的准确。

三、经方小药,使徒效履

(一)平胃散

张仲元在治疗慈禧太后疾病过程中,运用古方中平胃散较为多见,因慈禧太后平日劳心劳力,忧思多虑,情志波动,肝气郁结,脾胃失调,湿浊内阻,常出现脘腹胀满、倦怠嗜卧、肢体沉重等湿滞脾胃之证。平胃散出自《太平惠民和剂局方》。由苍术、厚朴、陈皮、甘草加姜、枣组成,具有燥湿运脾、行气和胃之功效,主治湿滞脾胃。张仲元在临床中以平胃散为底方,随证加减,取得良好疗效。

【医案 1】

(光绪二十八年)四月二十五日,全顺、张仲元看得老佛爷脉息左关弦数,右寸关滑数。肝胃有热,肺气较滞,经络湿痰,以致目皮频间跳动,视物不爽,膈间脊背发热,筋觉胀。今议用调中清热饮调理。

川郁金二钱研　羚羊(角)一钱五分　菊花三钱　杭芍三钱生　炒枳壳二钱　生地三钱次　瓜蒌三钱

　　引用一捻金一钱煎。

　　【按语】此医案为张仲元诊治老佛爷胃肠湿滞之证。最初老佛爷目皮颊间跳动,视物不爽,膈间脊背发热,筋觉胀,证属肝胃有热,肺气较滞,经络湿痰而致,张仲元运用清热调中法,以平胃散为底方燥湿运脾,行气和胃,在应用羚羊角等清热平肝之品之外,伍用炒枳壳、一捻金等补脾和胃,行气通滞,使中焦气机通畅,热邪得去。

【医案2】

　　(光绪二十八年)五月十一日,全顺、张仲元请得老佛爷脉息左关见弦,右寸关沉滑有力。胃蓄湿滞,肠胃不和,以致身肢酸倦,谷食不香,有时腹中微疼,大关防欠调。今议用平胃化湿饮调理。

　　厚朴二钱炙　陈皮二钱　茯苓三钱　藿香二钱　三仙九钱焦　茅术二钱炒　法夏二钱　甘草八分

　　引用炒枳壳二钱。

【医案3】

　　(光绪二十八年)五月十二日,全顺、张仲元请得老佛爷脉息左关见弦,右寸关沉滑有力。胃蓄湿滞未清,肠胃未和,以致身肢较倦,谷食欠香,有时腹中微疼,即作恶心。今议用平胃化湿饮调治。

　　厚朴二钱炙　陈皮二钱　茅术二钱炒　藿香二钱　法夏二钱研　三仙九钱焦　槟榔二钱　杭芍二钱生

　　引用炒枳壳二钱。

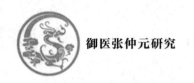

【医案4】

(光绪二十八年)五月十三日,全顺、张仲元请得老佛爷脉息左关见弦,右寸关沉滑有力。胃蓄湿滞未清,肠胃未和,肝肺气道欠调,以致有时咳嗽,身肢较倦,腹中隐隐微痛,稍作恶心,大关防欠调。今议用平胃化湿调中饮调理。

厚朴一钱五分炙　陈皮二钱　茅术一钱五分炒　藿香二钱　枇杷叶三钱炙包煎　三仙九钱焦　川郁金二钱研杭芍二钱生

引用炒枳壳一钱五分。

【按语】以上医案中老佛爷身肢酸倦,谷食不香,有时腹中微疼,证属胃蓄湿滞,肠胃不和,张仲元以平胃散为底方做加减,平胃散由苍术、厚朴、陈橘皮、甘草组成,具有燥湿运脾、行气和胃之功效。张仲元加用茯苓、藿香、半夏健脾化湿,使祛湿力度更强,同时应用焦三仙消积化滞,健脾消食,脾胃畅则湿浊去。张仲元治病求本,化湿健脾同调。一日后胃蓄湿滞未清,肠胃未和,以致身肢较倦,谷食欠香,有时腹中微疼,即作恶心,湿浊上泛于肺出现肺气不利而致咳嗽等症,张仲元去茯苓,加槟榔降气行滞,行水化湿,白芍柔肝止痛,在健脾化湿基础上兼治标证。两日后仍有湿滞而致气机不利,肝肺气道欠调,张仲元应用枇杷叶清肺止咳,和胃降逆,止渴,郁金活血止痛,行气解郁,健脾化湿而兼调畅气机,使气行则湿祛。

(二)四君子汤

张仲元在健运中气多采用四君子汤为底方。正如《医方考》所说:"夫面色萎白,则望之而知其气虚矣;言语轻微,则闻之而知其气虚矣;四肢无力,则问之而知其气虚矣;脉来虚弱,则切之而知其气虚矣。"方中人参为君,甘温益气,健脾养胃;臣以苦温之白术,健脾燥湿,加强益气助运之力;佐以甘淡茯苓,健脾渗湿,苓术相配,则健脾祛湿之功益著;使以炙甘草,益气和中,调和诸药,四药配伍,共奏益气健脾之功。四君子汤为慈禧太后多年常用之医方,加羚羊角、灯心者,补气扶脾中兼以清肝胃之热。四君之加减法甚多,五味异功、六君、香砂六君、十味人参散(六君加柴葛芩芍)、四兽饮(六君加乌梅、草果合姜枣煎)、六神散(加山药、扁豆)、八珍、十全大补及大防风汤,均为医者所熟知,此处加味,另有一格。

【医案1】

(光绪三十二年)十二月二十五日,庄守和、张仲元、姚宝生请得皇太后脉息左关稍弦,右关沉缓。中气健运稍有未畅。谨拟益气理脾之法调理。

人参八分　党参二钱　生于术一钱五分　茯苓三钱广皮一钱　广砂八分研　酒杭芍一钱五分　桂枝八分　炙甘草六分

本方加人参二分,引用生姜一片、红枣肉三个。

【医案2】

(光绪三十二年)十二月二十九日,庄守和、张仲元请得皇太后脉息左关稍弦,右关沉缓。中气健运稍有未畅。谨拟益气理脾之法调理。

人参一钱七分研　党参三钱　生于术一钱五分　茅术五分　茯苓三钱　广皮一钱　酒杭芍一钱　广砂八分研桂枝六分　炙甘草六分

引用生姜一片、红枣肉三个。

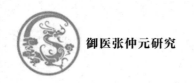

【医案3】

（光绪三十四年）三月十一日,张仲元请得皇太后脉息左关稍弦,右关沉滑。气道渐畅,大关防畅行,眼目发眩,食后嘈杂。谨拟四君子汤调理。

党参一钱　生于术五分　茯苓二钱　甘草五分

引用生姜一片、红枣肉二枚。

三月十一日,老佛爷:炒谷芽五钱,法半夏一钱五分,橘红一钱署内水煎温服。

【按语】张仲元治疗皇太后脾虚湿盛而致的消化欠畅或者眼目发眩,多以四君子汤为底方加减应用,疗效甚佳。

（三）胃苓丸

张仲元在诊治慈禧太后疾病过程中,对于湿滞不清、肠胃气道未和之证,多采用胃苓丸加减应用。胃苓丸出自《寿世保元》卷二,方中苍术（米泔浸,炒）一两,陈皮一两,厚朴（姜汁炒）一两,白术（去芦,土炒）一两,白茯苓（去皮）二两,肉桂五钱,猪苓一两,泽泻一两,人参五钱,黄连（姜汁炒）一两,白芍（炒）一两,甘草（炙）五钱,有和胃气、化湿缓中的作用。

【医案】

（光绪二十八年）六月十三日,全顺、张仲元请得老佛爷脉息左关沉弦,右寸沉滑稍数。湿滞不清,肠胃气道未和,大关防欠调,身肢酸倦。今议用胃苓丸二钱白开水送服,以和胃气、化湿缓中调理。

【按语】此医案张仲元即以胃苓丸治疗老佛爷肠胃湿滞,其具有化湿和胃、缓中健脾之功,治疗平素脾胃湿滞体质的老佛爷各种肠道欠和等症,效果良好。

(四)调胃承气汤

张仲元在治疗慈禧太后肝胃气道欠畅、蓄有积热证,见眼目不爽、食后嘈杂,脉息左关沉弦,右关沉滑有力,常以古方调胃承气汤调理。此方出自《伤寒论》,方中药仅三味,然配伍惬当:大黄苦寒以泄热通便,荡涤肠胃;芒硝咸寒以泻下除热,软坚润燥;以炙甘草调和大黄、芒硝攻下泄热之方,使之和缓。本方与大、小承气汤相比,泻下导滞之方弱,尤适于症轻而体弱者。由于本方能调和肠胃,承顺胃气,驱除肠胃积热,使胃气得和,气机相接,因此诸症蠲除。

【医案】

(光绪三十三年)十二月二十八日酉刻,庄守和、张仲元、姚宝生请得皇太后脉息左寸关弦数,右寸关滑数。肺气欠调,肝气郁热未清。谨拟清肝化滞热法调理。

漤瓜蒌三钱 研花粉三钱 羚羊(角)一钱 酒芩一钱
橘红八分 酒军后煎一钱 元明粉后煎八分 灯心一扎
[扎]

引用淡竹叶一钱。

【按语】此脉案其脉象左寸关弦数是为肝热,右寸关滑数当属肺胃积滞蕴热,故治疗以清热导滞为重点。本方用调胃承气汤(去甘草)则重在通便并清大肠湿热。处方中漤瓜蒌上清肺胃之积热而化痰,下润大肠之燥结而通便,天花粉化痰养胃而生津,黄芩清肺热而泻大肠火,橘红润肺化痰,诸药共奏清肺火而祛痰浊之功。方中重用羚羊角取其力专,清肝经之热邪。至于灯心、竹叶两味,可清利热邪下行。此方配伍堪称严谨,故当收效。

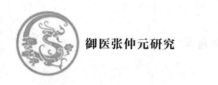

（五）真武汤

真武汤主治见《伤寒论》太阳病及少阴病篇,一为治太阳误下之变证,一为治少阴病水气内结。前者见心悸、头眩、身𥆧动,振振欲擗地,过汗阳虚不能制水,亡阳水气泛逆;后者有腹痛、小便不利或下利、四肢沉重,因未经误汗,故不如太阳病亡阳严重。张仲元在治疗慈禧太后肠胃未和、脾元运化迟滞、阻遏清阳之证时,应用真武汤加陈皮,温脾肾,养阳气,祛寒湿。

【医案1】

（光绪三十四年）十月初四日,张仲元、李德源、戴家瑜请得皇太后脉息左关弦而稍劲,右寸关滑而有力。肠胃未和,脾元运化迟滞,阻遏清阳,以致头闷目倦,食后嘈杂,水走肠间,大便泻泄,身肢力软,总由大肠寒湿不能腐熟水谷所致。谨拟古方真武汤加味调理。

党参二钱 于术二钱佩兰梗叶二钱蒸透糯米炒 川附片八分炙 茯苓六钱 杭芍三钱酒炒 甘草一钱

引用生姜二片。

川附片同甘草煮熟,入余药同煎。

【医案2】

（光绪三十四年）十月初四日酉刻,张仲元、戴家瑜请得皇太后脉息左关弦而稍劲,右寸关滑,中取鼓指。食后嘈杂,头闷目倦,有时作呕,腹中水响,大便尚泻,身肢力软,总由中气郁遏,脾不化水,大肠有寒,不能熟腐水谷所致。谨拟仍以真武汤加味调理。

茯苓六钱 于术二钱糯米汁炙 川附片八分炙 生杭芍三钱 广皮一钱五分 甘草一钱

引用生姜二片。

川附片同甘草煮熟，入余药同煎。

【按语】以上两则医案中皇太后大便泄泻，身肢力软，脾阳虚而致水湿不化，治疗以温阳利水。张仲元以真武汤加减治疗，方中附子辛甘性热，温补脾肾之阳，助阳以化气行水；茯苓利水渗湿，使水邪从小便而去；白术健脾燥湿；加之生姜之温散，助附子温阳散寒，又合茯苓、白术宣散水湿；白芍利小便而行水气，柔肝缓急以止腹痛，同时可防止附子燥热伤阴。

（六）苓桂术甘汤

苓桂术甘汤为祛湿剂，具有温阳化饮、健脾利湿之功效，主治中阳不足之痰饮。张仲元治疗慈禧太后中气郁遏、清阳不升，以致头闷目倦、食后嘈杂、大便未调、身肢力软等症，运用苓桂术甘汤加减化裁应用。

【医案】

（光绪三十四年）十月初五日，张仲元、李德源、戴家瑜请得皇太后脉息左关弦而近缓，右寸关较昨稍平。肠胃未和，脾运仍慢，中气郁遏，清阳不升，以致头闷目倦，食后嘈杂，大便未调，身肢力软。谨拟苓桂术甘汤加参以助脾气而化水饮。

茯苓八钱研　于术三钱糯米汁炙　桂心七分研末　炙甘草一钱　党参三钱

引用诃子肉三钱面里煨透。

【按语】皇太后头闷目倦，食后嘈杂，大便不调，身肢力软，张仲元辨证胃脾虚健运失司，水饮内停，清阳不升，治疗予苓桂术

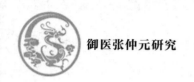

甘汤温脾化饮,健脾利湿,方中加党参以助健脾之功,加诃子肉涩肠止泻,说明皇太后应还有泄泻之证。

(七)白虎汤

白虎汤为退热要方,治"阳明热盛,大汗烦渴",乃清热养阴要剂。本方于白虎汤外,加麦冬、竹叶、灯心,清热养阴当更好。白虎汤临床应用时,多有增味,如苍术白虎汤之清湿热,清瘟败毒饮之去火毒,白虎合银翘治表热,白虎合香薷饮治暑天外感,桂枝白虎汤治温疟,柴胡石膏汤治暑嗽,化斑汤治胃热发斑脉虚,化裁更新,应用颇广。

【医案】

　　(光绪三十四年)十月二十日,臣张仲元、戴家瑜请得皇太后脉息左部弦而近躁,右寸关滑数鼓指。咽燥舌干,口渴引饮,时作咳嗽,顿掣两胁作疼,连用甘寒化燥之法,胃热不减,口渴愈盛。谨拟加味白虎汤调理。

　　洋参一钱　　石膏四钱煅　　肥知母三钱　　甘草八分
　　引用白粳米一两后煎。

　　本方减洋参、知母,加麦冬三钱去心、灯心一子、竹叶二钱。

【按语】此医案中皇太后咽燥舌干,口渴引饮,时作咳嗽,顿掣两胁作疼,属阳明经热之证,张仲元治疗以白虎甘寒化燥,清热生津,方中石膏辛甘寒,功善清解,透热出表,除阳明气分之热;知母苦寒质润,助石膏清肺胃热,还可滋阴润燥;佐以粳米益胃生津。减西洋参用量,以其清热为主、养阴为辅。

(八)四物汤

张仲元善用"四物"古方,补血不滋滞,活血不留瘀,以养肝体、充肾精,气血同调,炼丸平补。

【医案】

(光绪三十年)十一月十三日,张仲元谨拟老佛爷养血柔肝丸。

当归二钱　川芎一钱　次生地三钱　酒杭芍二钱

共研极细面,炼蜜为丸,如绿豆大,每服二钱,白开水送服。

【按语】当归味甘、辛,性温,入心、肝、脾经。本品辛甘温润,以甘温和血,辛温散寒,为血中气药。它既能补血、养血,又能柔肝活血止痛,还能养血润燥、滑肠通便。川芎味辛,性温,入肝、胆、心包经。本品气雄味薄,辛温香窜,走而不守,能上行巅顶,下达血海,外彻皮毛,旁通四肢,为血中气药,故有活血行气、祛风止痛之功。当归性柔而润,补血调经,活血止痛,祛瘀消肿,润燥滑肠;川芎辛温香窜,行气活血,祛风止痛。当归以养血为主,川芎以行气为要,二药相伍,互制其短而展其长,气血兼顾,养血调经、行气活血、散瘀止痛之力增强。当归、川芎伍用,名曰佛手散,又名芎归散,出自《普济本事方》治妊娠伤胎、难产、胞衣不下等症。《医宗金鉴》谓:"命名不曰归芎,而曰佛手者,谓妇人胎前、产后诸症,如佛手之神妙也。当归、川芎为血分之主药,性温而味甘、辛,以温能和血,甘能补血,辛能散血也。"明代张景岳云:"一名芎归汤,亦名当归汤,治产后去血过多,烦晕不省,一切胎气不安,亦下死胎。"

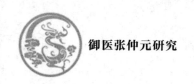

白芍味苦、酸,性微寒,归肝、脾经,具有养血敛阴、柔肝止痛、平抑肝阳的作用,生品擅于敛阴养血、平抑肝阳,酒白芍能降低酸寒之性,善于和中缓急,炒白芍药性缓和,能柔肝和脾、止泻。当归配白芍,当归补血行血、调经止痛;白芍养血敛阴,缓急止痛,二药配用,补血而不滞血,行血而不耗血,具有较好的养血补血、调经止痛的作用。张仲元运用四物汤为底方,养血调肝,用蜜丸调服,使肝血得调,肝阴得养。

四、一捻金来,消食导滞

张仲元善于在内伤疾病中应用一捻金,在慈禧太后外感内伤疾病中多次应用。一捻金为消食剂,消食导滞,祛痰通便,由大黄、炒牵牛子、槟榔、朱砂、人参组成,方中炒牵牛子泻热利水,杀虫通便,为主药;大黄、槟榔攻积导滞,泻热利水为臣药;朱砂镇惊安神,人参补气健脾,扶正祛邪,以防攻伐伤正,共为佐使,诸药合用,以奏消食导滞、祛痰通便之效。

【医案1】

(光绪二十八年)四月初七日,全顺、张仲元请得老佛爷脉息左关弦数,右寸关滑数有力。肝胃带热尚盛,肺气欠调,经络瘀滞痰湿,以致时作咳嗽,唾痰粘[黏],鼻涕带有血色,目皮瞤动,胸膈不爽。今议用清热化痰调中饮调治。

羚羊(角)二钱　杭芍三钱生　僵蚕三钱炒　钩藤三钱　酒芩二钱　前胡二钱　橘红一钱五分老树　枳壳二钱炒　川郁金二钱研　杏仁三钱研

引用一捻金七分煎。

【医案2】

（光绪二十八年）四月初八日，全顺、张仲元请得老佛爷脉息左关弦数，右寸关滑数有（力）。肝胃滞热，稍轻，肺气欠和，经络痰湿尚然瘀滞，以致有时咳嗽痰黏，目皮掣动，筋脉不爽。今议用清热化痰调中饮调理。

羚羊（角）一钱五分　杭芍三钱生　僵蚕三钱炒　钩藤三钱　菊花二钱　桑叶三钱　前胡二钱　橘红一钱五分老树　川郁金二钱研　枳壳二钱炒

引用一捻金五分煎。

【医案3】

（光绪二十八年）四月初九日，全顺、张仲元请得老佛爷脉息左关弦数，右寸关滑数有力。肝经脉络瘀滞湿痰，肺气欠调，胃热不净，以致有时咳嗽痰黏，目皮颊旁筋脉有时掣动。今议用清热和络化痰饮调理。

羚羊（角）八分　赤芍二钱　僵蚕三钱炒　钩藤三钱　前胡二钱　桑叶二钱　菊花二钱　橘络二钱

引用一捻金七分煎。

【医案4】

（光绪二十八年）四月二十五日，全顺、张仲元看得老佛爷脉息左关弦数，右寸关滑数。肝胃有热，肺气较滞，经络湿痰，以致目皮颊间跳动，视物不爽，膈间脊背发热，筋觉胀。今议用调中清热饮调理。

川郁金二钱研　羚羊（角）一钱五分　菊花三钱　杭芍三钱生　炒枳壳二钱　生地三钱次　瓜蒌三钱

引用一捻金一钱煎。

【按语】以上医案中张仲元在治疗老佛爷肝胃郁热、肺气不

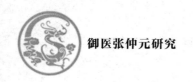

利之证时,在应用清热疏肝、理脾行气之主方外,均加用了一捻金,旨在通调全身之时,消食导滞,使中焦胃肠顺畅。中焦为气机升降之枢,调气勿忘脾胃,应用一捻金,使中焦顺畅,上焦壅滞之邪自去。另外肺与大肠相表里,肺气不利,大肠需通,张仲元在肺胃郁热患者方用,善用一捻金,使得大便通畅,肺气则得以顺降,方中少佐适量,均为"一钱煎",即可药到病除,又无碍君方之嫌,展现了张仲元的辨证思路,也体现了中医的整体观。

五、青果参用,生津利咽

张仲元在诊治慈禧太后疾病过程中,方中多会增加一味药,即为青果,从 5 枚至 15 枚不等。青果味甘、酸,性平,归肺、胃经,有清热解毒、利咽生津之效。张仲元每日为慈禧太后诊方,虽药性平和,但仍不乏苦味,增加青果可以改善口感,更重要的是慈禧太后素体肝胃湿热,配以青果可以辅助清肺胃之热,利咽生津,促进疗效。

【医案 1】

　　(光绪二十八年)四月初一日,上傅四月初三日未刻,全顺、张仲元请得老佛爷脉息左关弦数,右寸关浮滑而数。肝胃有热,肺气欠调,滞热受风,以致鼻息较干,时作咳嗽,牵引咽喉微疼,皮肤作痒,筋脉欠和。今议用清解和肝调中饮调理。

　　薄荷五分　荆芥一钱五分　苦梗二钱　桑叶三钱　菊花三钱　酒芩二钱　枳壳二钱炒　三仙九钱焦　前胡一钱竹茹三钱

　　引用青果七个研。

【按语】时值四月,春气生发,老佛爷鼻息较干,伴有咳嗽,张仲元看过老佛爷脉症,为肝胃有热,肺气失调,风热上扰,治法予清肝调中饮。方中薄荷、荆芥清宣上焦头目风热,桑叶、菊花、黄芩清利肝热,前胡、桔梗清肺止咳,宣利肺气,以焦三仙配合枳壳助脾胃之气机,消食化滞,引用青果七个利咽生津,以助药力,同时药食同治,方便药后调理。

【医案2】

（光绪二十八年）四月初四日,全顺、张仲元请得老佛爷脉息左关弦数,右寸关滑数稍浮。风凉解而未净,肝胃滞热尚盛,肺气不清,以致时作咳嗽,唾有痰粘［黏］,耳中咽嗌作痒,肩臂筋脉微疼。今议用和解清热调中饮调理。

薄荷五分　前胡三钱　苦梗二钱　桑叶三钱　菊花二钱　玉金二钱研　枇杷叶三钱炙包煎　竹茹三钱　酒芩二钱　枳壳二钱炒

引用青果七个研。

【按语】三日后老佛爷仍有咳嗽,黏痰,证为肝胃郁热仍盛,故调整方药,风热减轻,去荆芥,加用前胡、桔梗加强清肺化痰之力,加用枇杷叶以肃降肺气,以助止咳降逆。

【医案3】

（光绪二十八年）四月初六日,全顺、张仲元请得老佛爷脉息左关弦数,右寸关滑数有力。肝胃滞热尚盛,肺气不清,以致咳嗽痰粘［黏］,鼻涕带有血色,目皮时或瞤动。今议用清热调中饮调理。

羚羊(角)一钱五分　生地三钱次　生白芍三钱　钩藤三钱　酒芩二钱　桑叶三钱炙　炒枳壳二钱　前胡二钱

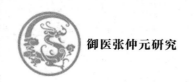

玉金二钱研　苦梗二钱
　引用青果五个研。

【按语】两日后慈禧太后肝胃之热仍留,肺气不清,除了出现咳嗽黏痰等症,出现肝热动血动风之象,出现鼻涕有血,目皮时动,张仲元以清热调中为法,除仍应用黄芩、桑叶、前胡、桔梗清热化痰外,又应用了羚羊角、钩藤平肝熄风,生地清热养阴,白芍养阴柔肝以缓急,引用青果,生津利咽,体现出张仲元根据辨证,随时变法用药。